Dr. Roland Ballier
Alexandra Huschke
Susanne Illini
Peggy Reichelt
Susanne Wendel

Abnehmen im Stundentakt

Dr. Roland Ballier
Alexandra Huschke
Susanne Illini
Peggy Reichelt
Susanne Wendel

Abnehmen im Stundentakt

Die **amapur** Stundendiät für Vielbeschäftigte

schlütersche

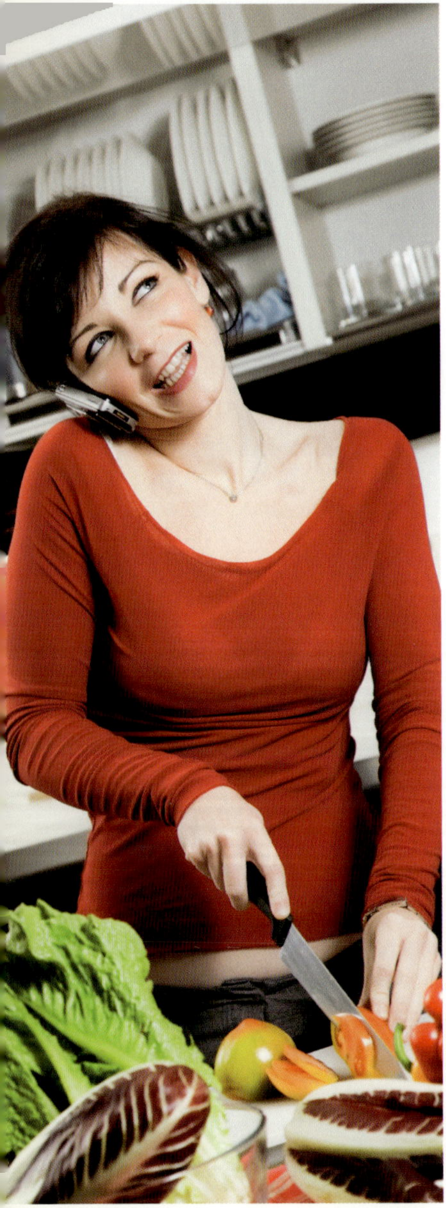

Inhalt

Tipps & Rezepte: Die Stundendiät im Alltag 100

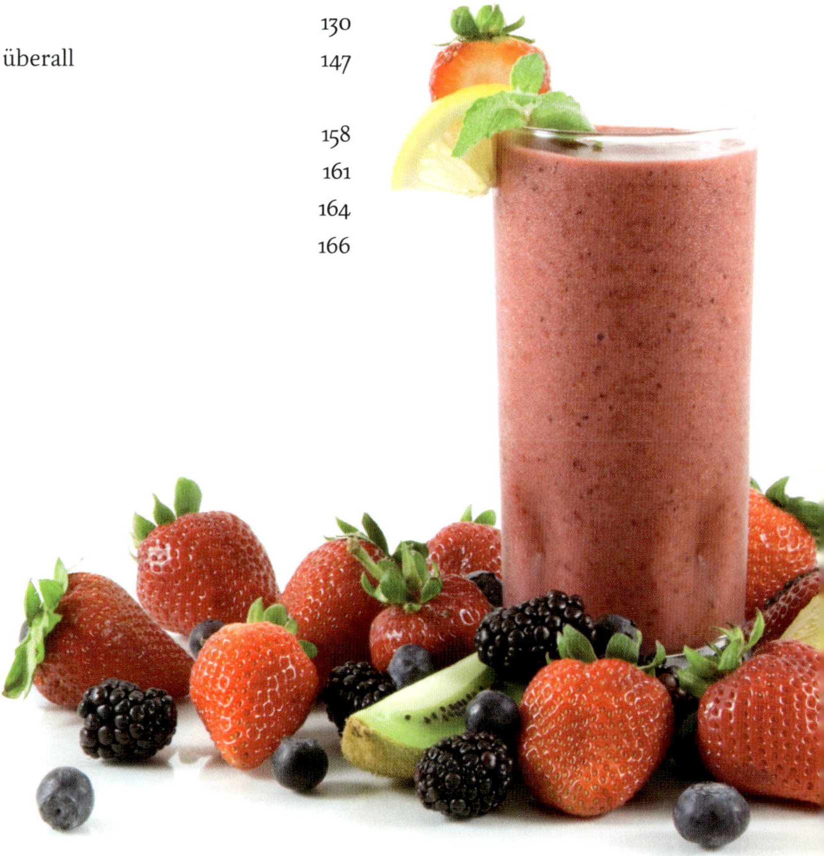

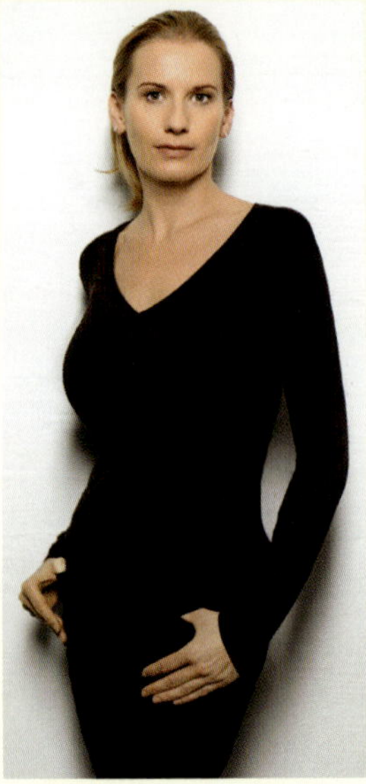

Vorwort

Liebe Leserin, lieber Leser,

obwohl ich mich täglich mit gesunder, kalorienbewusster Ernährung beschäftige, gelingt es mir nicht immer, diese auch umzusetzen! Häufig fehlt mir nach einem langen Tag im Büro schlicht die Zeit zum Einkaufen und Kochen. Oder unterwegs zu einem Termin habe ich keine Gelegenheit, eine gesunde Mahlzeit zu mir zu nehmen.

Auch ich möchte es mir manchmal bei einem leckerem Essen und einem schönen Glas Rotwein richtig gut gehen lassen. Das genieße ich dann bewusst.

„Du hast es gut, Du kannst essen, was Du willst, ohne zuzunehmen", lautet dann oft der Kommentar von Bekannten. Leider ist dem nicht so, denn natürlich greift auch bei mir die Energiebilanz: Wer mehr isst, als er verbraucht, nimmt zu, wer weniger isst, nimmt ab. So einfach ist das.

Ich habe mir einige Tricks angewöhnt, um mein Gewicht trotz kleiner kulinarischer Ausrutscher im Gleichgewicht zu halten. Dabei ist für mich das Wichtigste, dass eine gesunde Ernährung und Lebensweise zu meinem beruflichen Alltag passen und ohne großen Aufwand umsetzbar sind. Denn was nützen Rezepte, die man aus Zeitmangel nie nachkocht?

Und wem nützen komplizierte wissenschaftliche Ausführungen, die ohne Doktortitel nicht verständlich sind?

Ich möchte diese Erkenntnisse mit Ihnen teilen und habe dazu mit Experten aus Ernährung, Medizin und Sport einen Leitfaden entwickelt, der Ihnen trotz stressigem Alltag hilft, in Balance zu bleiben. Das Konzept der amapur Stundendiät soll Ihnen das Abnehmen und Gewicht halten leicht machen: maximale Wirkung bei minimalem Aufwand, und das mit einfach umsetzbaren Prinzipien – Stunde für Stunde, Tag für Tag, Jahr für Jahr.

Ihre

Peggy Reichelt
Gründerin amapur

Übrigens: Die im Buch erwähnten Produkte wurden von mir allein wegen ihrer guten Qualität ausgesucht. Die Auswahl wurde von keinem Hersteller gesponsert.

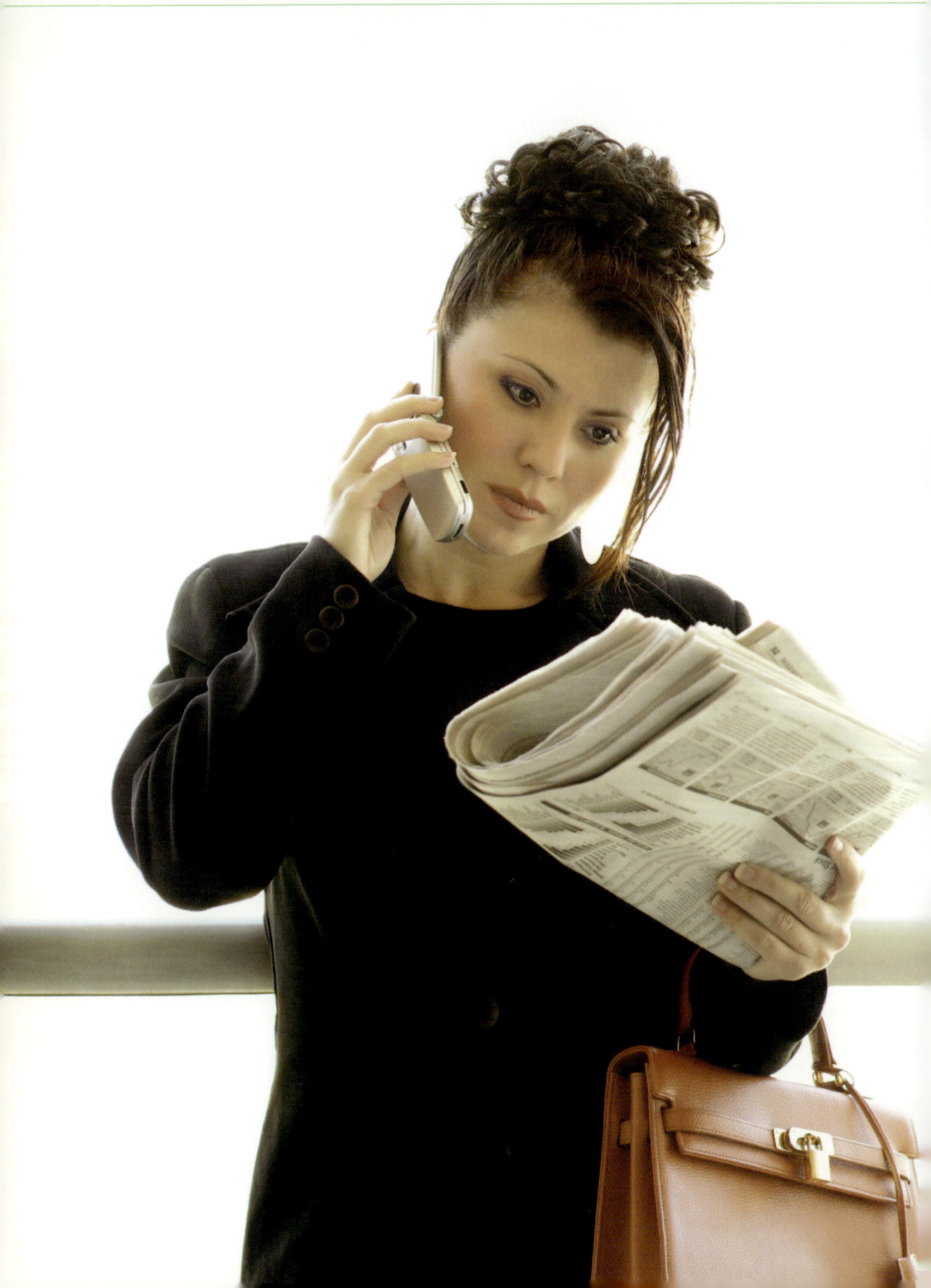

Lebensstil und Balance

Britt hat Kopfschmerzen. Sie zieht schnell eine Aspirin aus dem Leder-Aktenköfferchen, denn in zehn Minuten muss sie vor mehr als 100 Menschen eine Präsentation halten. Das Kostüm und die Haare sitzen perfekt. Das Einzige, was stört, ist, dass sie ein wenig schwitzt. Seitdem Britt sechs Kilogramm zugenommen hat, passiert das häufiger. Die Präsentation absolviert die erfahrene Personalmanagerin souverän. Trotzdem ist ihre Laune nicht sonderlich gut. Sie ist unglücklich mit ihrer Figur.
Letzten Winter lernte sie Sascha kennen. In dieser Zeit wurde hemmungslos geschlemmt. Das Ergebnis ist eine glückliche Beziehung, eine gemeinsame Wohnung und einige Kilos zu viel auf der Waage.
Britt hat Erfahrungen mit Diäten und weiß, welche zu ihr passt. Sie braucht keine Belehrung, wie man sich gesund ernährt und das Gewicht hält. Sie kennt den Kaloriengehalt der meisten Lebensmittel, die besten Workouts und auch wie man beides optimal miteinander kombiniert. Gesunde figurbewusste Lebensweise ist schön und gut, sie muss jedoch in den Alltag passen.

Der optimale Tag: Morgens entspannt und ausgeschlafen aufwachen, danach in Ruhe frühstücken und anschließend ins Büro radeln. Für den kleinen Hunger zwischendurch gibt es einige frisch geschnitzte Gemüsesticks und mittags einen Salat. Nach Arbeitsschluss wird der Körper durch Yoga oder Joggen trainiert. Außerdem werden täglich frische regionale Zutaten im Bioladen fürs Abendessen eingekauft und zubereitet. Jedoch: der Alltag sieht meist anders aus.

Erkennen Sie sich wieder?

Eigentlich wissen Sie genau, was gesund ist, aber Alltagsroutine und Jobstress machen Ihnen häufig einen Strich durch die Rechnung. Die Folgen sind Müdigkeit, Energielosigkeit, Leistungstiefs am Nachmittag, Kopfschmerzen, ein schwaches Immunsystem und Verdauungsprobleme. Während der Hüftspeck wächst, sinken Belastungsfähigkeit und Vitalität.

Lifestyle und Essverhalten

Einige nehmen bereits zu, wenn sie das Essen nur anschauen. Andere wiederum erlauben sich die eine oder andere Sünde, ohne dass die Waage sofort in die Höhe schnellt.

Doch für alle gilt: Abnehmen oder zunehmen ist eine Frage der Kalorienbilanz. Isst man mehr als man benötigt, nimmt man zu, isst man weniger, nimmt man ab.

Essen immer und überall

Der Alltag ist von einem permanenten Nahrungsüberangebot geprägt. Nahrung ist 24 Stunden an 365 Tagen im Jahr verfügbar. Ob im Kühlschrank zu Hause, unterwegs beim Bäcker oder eine Lieferung vom Pizza-Service. Gegessen wird nicht nur aus Hunger, sondern aus purem Appetit oder weil es eben gerade da ist.

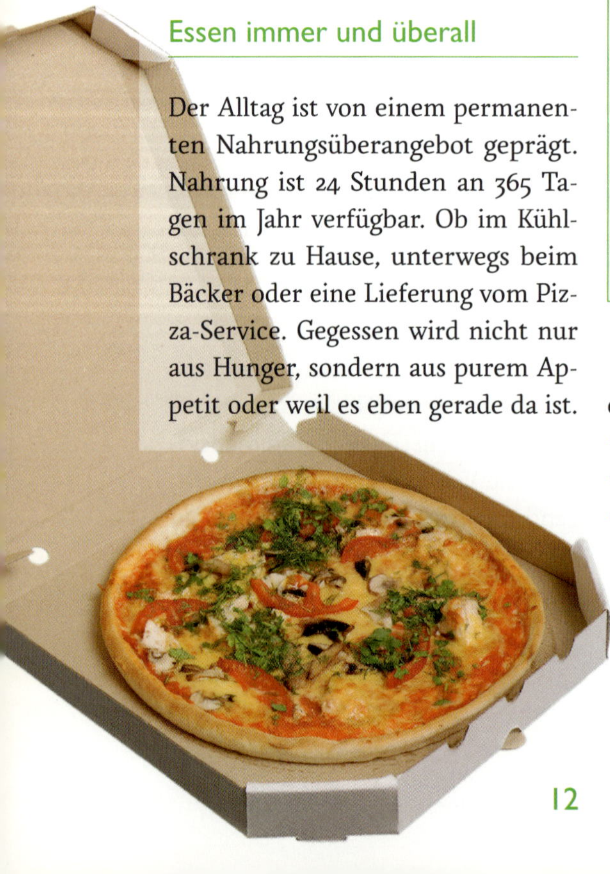

Der ständige Anblick leckerer Speisen macht es schwer, sich immer gesund zu ernähren. Außerdem kommen Bewegung und Sport vielfach zu kurz. Als Gegenmaßnahme zu den kulinarischen Ausschweifungen wird daher oft zu schnellen Mittelchen in Form von Pillen und obskuren Wundermitteln gegriffen.

Was bewegt Menschen, sich freiwillig einer gesundheitsschädlichen Diät zu unterziehen? Der Wunsch nach einer schnellen Lösung ist fatal: Im amapur-Blog (www.amapurblog.de) berichteten wir über die bereits um 1900 angewendete, gefährliche Bandwurm-Diät. Der Bandwurm, ein Parasit, lebt im Darm und isst die Nährstoffe mit. Erschreckend häufig wurde dieser Artikel positiv kommentiert und Leser forderten ernsthaft Bezugsquellen für Bandwürmer.

Der richtige Schlüssel zu einer dauerhaft gesunden Figur jedoch heißt:

- Maß halten,
- regelmäßig bewegen sowie
- sich abwechslungsreich und gesund ernähren.

Doch was ist gesund?

Ernährungsirrtümer sind immer noch weit verbreitet. Beispielsweise heißt es, dass Spinat reich an Eisen sei, dass Margarine weniger Kalorien als Butter habe und dass frisches Gemüse besser als die Tiefkühlvariante sei.

Zudem verwirren ständige Debatten in Wissenschaft und Medien darüber, was eigentlich unter gesunder Ernährung zu verstehen ist.

Umfrageergebnisse machen das Dilemma deutlich:

- 19 Prozent denken fälschlicherweise, dass der Verzehr von Obst und Gemüse die Nachteile des Verzehrs fettiger und süßer Lebensmittel aufwiege.
- Nur 11 Prozent wissen, dass der reichhaltige Verzehr stärkehaltiger Lebensmittel wichtig ist.
- Nur 46 Prozent gaben korrekt an, dass der Verzehr gesättigter Fette nicht gut für den Körper ist.
- Noch schlimmer steht es um die Transfette: Nur 11 Prozent wussten, dass diese schlecht sind.
- Nur die Hälfte der Befragten gab korrekt an, was Kohlenhydrate sind.

Gesundes Essen bedeutet vor allem Vielfalt, denn die verschiedenen Nahrungsmittel erfüllen unterschiedliche Funktionen. Ein gesunder Körper benötigt mageres Eiweiß, essenzielle Fette, langkettige Kohlenhydrate, Ballaststoffe, Vitamine, Mineralstoffe und sekundäre Pflanzenstoffe. Stark fett- und zuckerhaltige Speisen liefern viel Energie, aber wenig wertvolle Nährstoffe, weshalb sie auch als leere Kalorien bezeichnet werden.

Mit gesundem Menschenverstand und den Tipps der amapur Stundendiät finden Sie leicht den Weg aus dem Informationsdschungel.

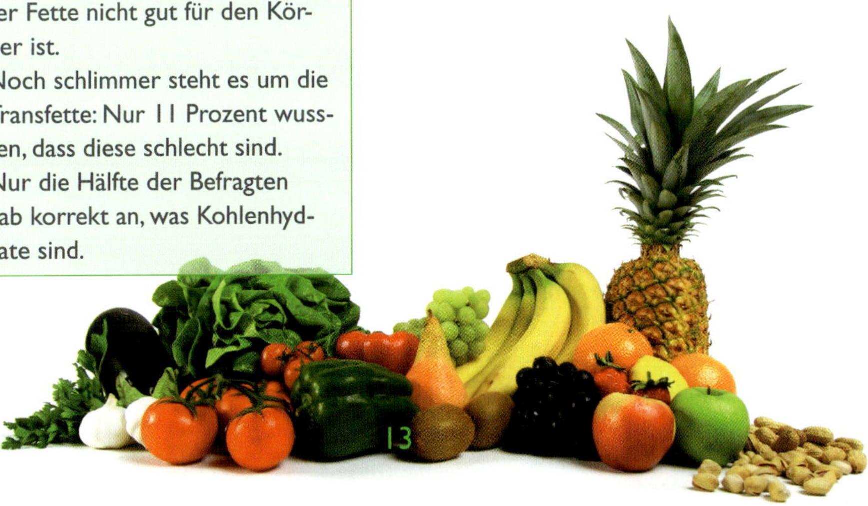

Brainfood für Kopfarbeiter

Heute sieht der Alltag ganz anders aus als vor 100 Jahren. Während die Menschen damals hauptsächlich körperlich arbeiteten, sitzen die meisten heute im Büro.

Die wenigsten Menschen laufen morgens los, um für die nächsten zehn Stunden auf dem Feld zu schuften. Stattdessen steigen sie ins Auto, fahren von der Haustür bis in die firmeneigene Tiefgarage, nehmen den Lift ins Büro und sitzen bis abends am Schreibtisch, kurz unterbrochen vom Gang zum Sandwich Shop.

Logisch, dass dieser Alltag ein anderes Essen erfordert als noch vor 100 Jahren. Kalbshaxe mit Kartoffelknödel und Sahnesoße liefern viel mehr Energie, als ein Büromensch braucht. Das viele Fett macht dazu träge und die leicht verfügbaren Kohlenhydrate regen schnell wieder den Appetit an. Kopfarbeiter brauchen eine andere Ernährung!

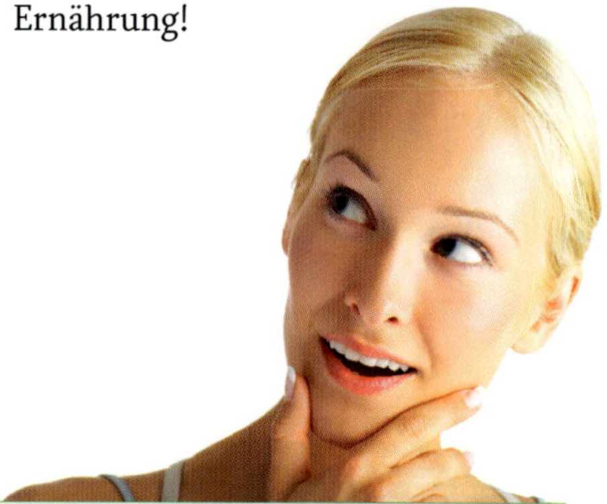

Fitmacher fürs Gehirn sind:

B-Vitamine	enthalten beispielsweise in Vollkornprodukten, Milch, Käse, Eiern, Hülsenfrüchten, Gemüse, Fleisch
Ungesättigte/ Omega-3-Fettsäuren	beispielsweise in Nüssen, Ölen, Fisch
Phospholipide wie Lecithin	beispielsweise in Eiern, Sojabohnen
Eiweiß	verschiedene Aminosäuren, vor allem Tryptophan und Tyrosin eignen sich hervorragend als „Gehirnfutter", da sie die Grundsubstanz für verschiedene Botenstoffe bilden. Besonders hochwertiges Eiweiß findet sich in Fisch, Eiern, magerem Fleisch und Milchprodukten

Höchstleistung mit Vitalstoffen

Kopfarbeiter brauchen Lebensmittel mit wenigen Kalorien, aber vielen Vitalstoffen, damit das Gehirn optimal funktioniert. Es ist also eine Kost angesagt, die das Gehirn gezielt mit Energie und Vitalstoffen versorgt und gleichzeitig den Körper nicht überlastet. Über die verschiedenen Vitalstoffe können Sie in den nächsten Kapiteln noch viel nachlesen. Grundsätzlich gilt: Je abwechslungsreicher Sie essen, desto mehr Vitalstoffe nehmen Sie auf.

Denken dank Kohlenhydraten

Das Gehirn macht zwar nur etwa zwei bis drei Prozent des Körpergewichts aus, verbraucht aber mehr als 20 Prozent der Gesamtenergie. Das Gehirn benötigt rund 120 Gramm Glukose (Traubenzucker) am Tag. Da es im Normalzustand ausschließlich Glukose als Energieträger verwertet, zirkuliert immer eine gewisse Glukosemenge im Blut – der Blutzuckerspiegel. Diesen auf einem möglichst konstanten Niveau zu halten, ist daher erste Voraussetzung. Starke Schwankungen im Blutzuckerspiegel führen zu Konzentrationsschwäche, Müdigkeit, Heißhunger. Wie Sie Ihren Blutzucker möglichst stabil halten, erfahren Sie ab Seite 32.

Extra-Tipp: Studentenfutter heißt nicht umsonst so. Die Kombination aus Vitaminen und Fruchtzucker in den Rosinen mit ungesättigten Fetten und hochwertigem Eiweiß in Nüssen eignet sich optimal zur Versorgung des Gehirns.

Konzentration durch Flüssigkeit

Weiterhin spielt die Versorgung mit Flüssigkeit eine Rolle: Der Körper verliert jeden Tag rund zwei Liter an Flüssigkeit, die er wieder auffüllen muss. Flüssigkeitsverluste von ein bis zwei Prozent führen schon in geringem Maße zu Müdigkeit und Konzentrationsschwäche.

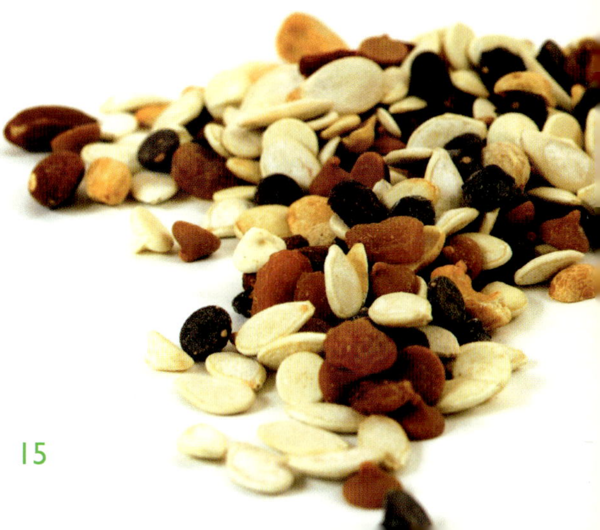

Extra-Tipp: Wenn Sie schnell und kurzfristig einen Energie-Kick brauchen, trinken Sie einen Espresso mit etwas Zucker. Espresso ist besser verträglich als Kaffee und hat mehr Koffein. Eine Prise Zucker bewirkt, dass das Koffein besser vom Körper aufgenommen wird und schneller wirkt. Der Wachmacher-Effekt dauert allerdings nicht so lange an.

Brain Food ist die optimale Nährstoffversorgung für mentale Leistungsfähigkeit und Stressresistenz im Tagesverlauf. Wenn Sie abwechslungsreich und ausgewogen essen, ist Ihr Gehirn optimal versorgt. Mahlzeiten ausfallen lassen, Fast Food und stark verarbeitete Fertiggerichte führen auf Dauer zu Mangelerscheinungen. Achten Sie auf regelmäßige Mahlzeiten mit vielen Vitalstoffen, um Ihre Leistung zu optimieren.

Schwer in Balance zu bleiben

Ein Auto benötigt regelmäßige Pflege, das richtige Öl und Benzin. Tanken Sie das falsche Benzin oder füllen Sie das falsche Öl in den Motor wird er – zwar nicht sofort, jedoch nach einiger Zeit – kaputt gehen. Ähnlich verhält es sich mit Ihrem Körper. Bei dauerhaft falscher Ernährung manifestieren sich im Laufe der Jahre irreversible Krankheiten wie Diabetes und Bluthochdruck. Der richtige Treibstoff für einen gesunden Körper ist eine ausgewogene Ernährung.

Schnell mal in den Coffeeshop? Unterwegs was vom Bäcker? Einen Café Latte mit Karamellsirup und eine Laugenstange mit verführerisch duftendem Käse auf dem Weg ins Büro? Sie haben noch einen harten Tag vor sich, da kann man sich doch auch mal was gönnen, oder? Solche und ähnliche Gedanken kennen Sie bestimmt.

Biologische Leistungskurve im Tagesverlauf

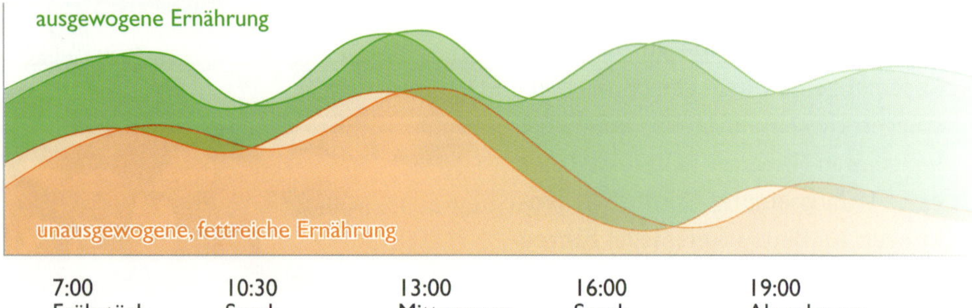

„Ich esse kaum was, ich nehme aber einfach nicht ab. Früh esse ich etwas Obst, mittags nur einen kleinen Salat und abends etwas Warmes. Sonst nichts weiter. Na ja, manchmal hole ich mir unterwegs etwas beim Bäcker oder schau schnell im Coffeeshop rein. Reines Wasser schmeckt mir nicht so, ich trinke lieber eine Schorle oder ein Wellness-Wasser. Die haben ja, glaube ich, kaum Kalorien. Am Nachmittag ein Schokoriegel muss ab und an sein, man kann ja nicht auf alles verzichten."

Egal ob als Belohnung oder weil uns gerade danach ist, es sind die kleinen, oft unbewusst zwischendurch verspeisten Kalorienbomben, die langsam aber sicher dick machen. Studien zeigen, dass Mahlzeiten, die im Stehen oder Gehen gegessen wurden, vom Gehirn nicht als Essen registriert werden. Ein unbewusster Selbstbetrug, denn diese häufig sehr kalorienreichen Snacks rechnen die meisten nicht in die Tageskalorienbilanz ein. Die Folge: Es werden über den Tag viel mehr Kalorien gegessen, als der Körper verwerten kann und als Fett gespeichert.

Kalorienfalle Getränke

Besonders gefährlich für eine ausgewogene Kalorienbilanz sind Getränke, denn ihr Kaloriengehalt wird oft unterschätzt. Ein großer Café Latte liefert dem Körper rund 200 Kilokalorien und damit so viel wie eine ganze Zwischenmahlzeit. Ein halber Liter Cola enthält etwa 50 Gramm Zucker und deckt bereits die maximale Tageszufuhr.

Eine kalorienbewusste Getränkewahl ist ein einfacher Weg, um ohne großen Verzicht die tägliche Kalorienmenge in Balance zu halten. Tipps für das richtige Trinkverhalten geben wir Ihnen ab Seite 47.

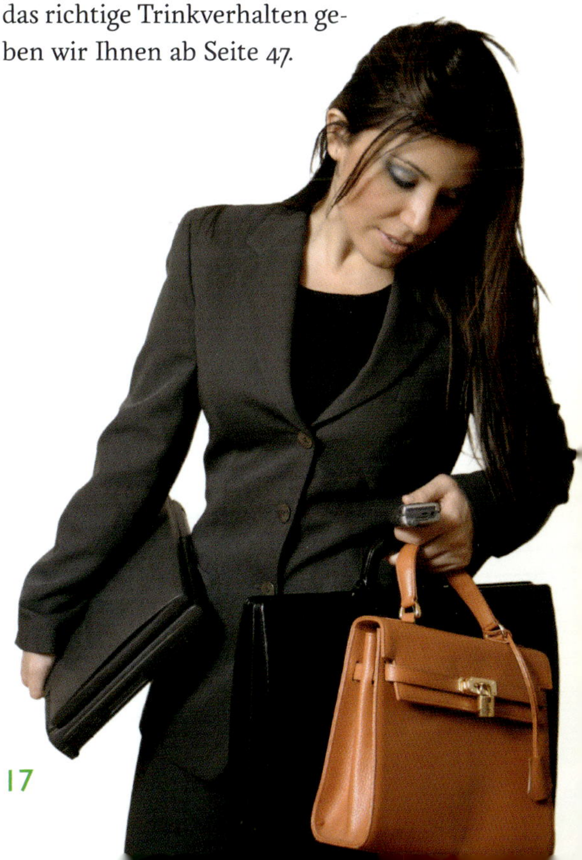

Was Sie noch wissen sollten

Je älter Sie werden, umso weniger Energie brauchen Sie, denn umso langsamer läuft Ihr Stoffwechsel. Wer also mit 53 genauso viel isst wie mit 35, der hat zwangsläufig nach einiger Zeit ein paar Kilos mehr auf den Hüften.

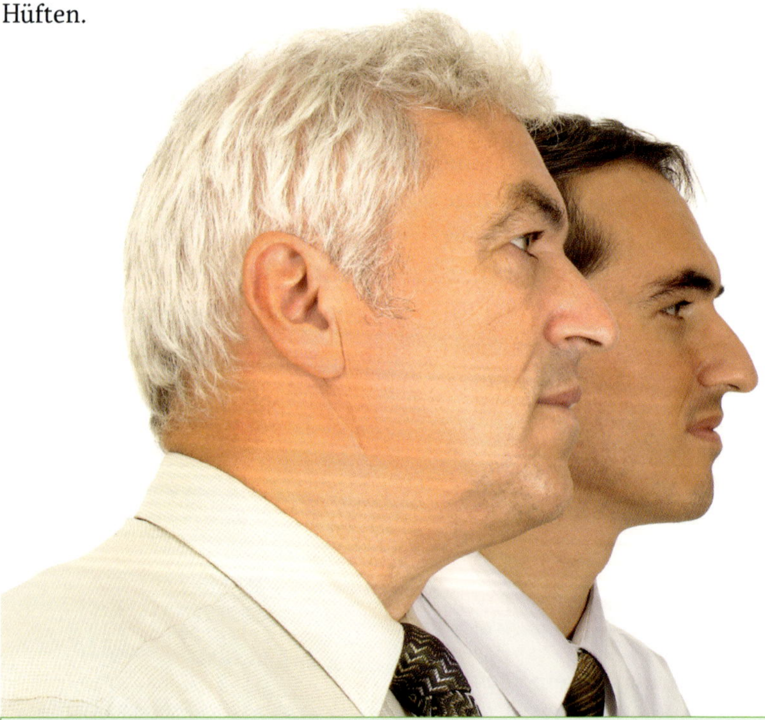

Änderung des Kalorienbedarfs: 1,85 Meter, 86 Kilogramm, normal aktiv

Mann 53 Jahre: Täglicher Kalorienbedarf = 2.443 Kilokalorien (kcal)	Mann 35 Jahre: Täglicher Kalorienbedarf = 2.608 Kilokalorien (kcal)

Es schmeckt doch so gut

Zucker und Fett sind bedeutende Geschmacksträger. Der Ketchup mit zugesetztem Zucker schmeckt besser, ebenso das Gemüse mit Butter. Der Grund ist einfach: Viele Geschmacks- und Aromastoffe sind fett- aber nicht wasserlöslich. Darum schmeckt ein fettreduzierter Joghurt weniger intensiv. Um das zu kompensieren wird ihm häufig künstlich Zucker zugesetzt. Fett macht aber nicht per se fett. Schuld am Gewichtszuwachs sind neben den im Übermaß konsumierten sichtbaren Speisefetten wie Butter und Öl, vor allem die versteckten Fette in Wurst, Käse, Backwaren und Fertiggerichten, da wir diese nicht bewusst als Fett wahrnehmen.

Lecker aber gehaltvoll

Viele Lebensmittel sind hoch verarbeitet, reich an einfachem Zucker, Fett, Emulgatoren, Geschmacksverstärkern und Stabilisatoren. Sie ermöglichen Ihrem Körper eine leichtere Aufspaltung der Nährstoffe, mit dem Nachteil, dass diese schneller ins Blut gelangen und somit Blutzuckerschwankungen und Heißhunger fördern. Bereits kleine Portionen haben eine hohe Energiedichte und decken schnell den Großteil des Tagesbedarfs.

Geschmacksnerven trainieren

Die gute Nachricht ist, dass Sie sich die Vorliebe für fettige und süße Speisen abtrainieren können. Ungesüßter Tee schmeckt anfangs gewöhnungsbedürftig, aber bereits nach kurzer Zeit werden Sie den zusätzlichen Zucker als zu süß empfinden.

Tee: auch ohne Zucker ein Genuss

- Tee mit frischem Ingwer & Zitrone
- Tee mit frischer Minze
- Apfel-Sanddorn-Zimt Tee
- Holunderbeeren Tee

Besuchen Sie einen Teeladen, die Vielfalt wird Sie begeistern.

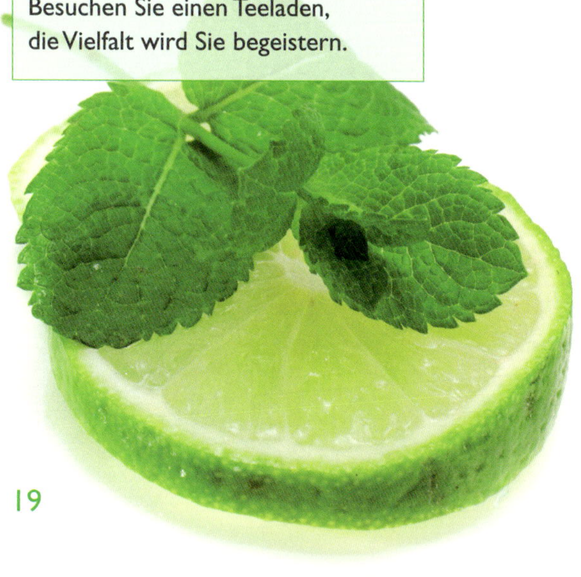

Auch Gemüse schmeckt ohne Butter und Sahne hervorragend, wenn Sie es mit vielen Gewürzen und Kräutern geschmacklich verfeinern.

Das Umdenken muss im Kopf beginnen: Frische, ungewürzte, passierte Tomaten schmecken anders als Ketchup. Erst durch die Zugabe von viel Zucker und oft künstlichen Aromen entwickelt sich die natürliche Tomate zum beliebten Ketchup-Geschmack.

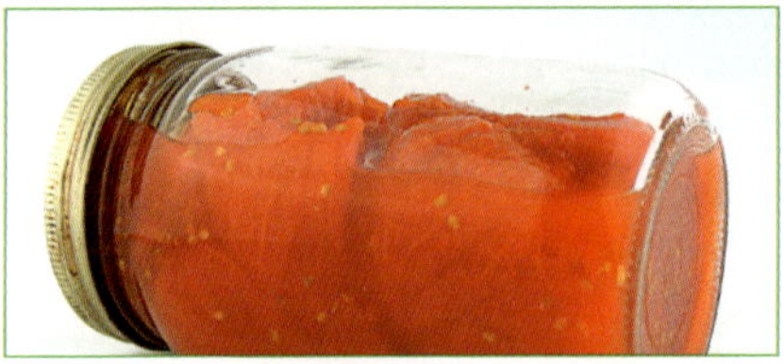

2 EL passierte Tomaten = 9 kcal

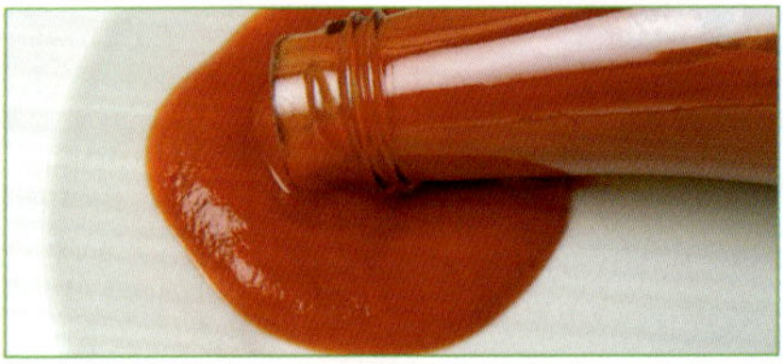

2 EL Ketchup = 46 kcal

Auf den Punkt gebracht bedeutet das: Essen Sie möglichst naturbelassene Produkte, dann können Sie nichts falsch machen. In den Kapiteln 2 und 3 werden Sie dafür viele Anregungen erhalten.

Zentimeter wichtiger als Kilogramm

Ein Kilo mehr oder weniger auf der Waage? Egal. Viel wichtiger ist Ihr Bauchumfang.

Studien zeigen, dass es vor allem das Bauchfett in sich hat. Es ist besonders stoffwechselaktiv und produziert Fettsäuren, die den gesamten Fettstoffwechsel stören. Bauchfett kann ein gefährlicher Auslöser für Herz-Kreislauf-Erkrankungen, Bluthochdruck und erhöhte Blutzuckerwerte sein, weil es zum Beispiel das „gute" HDL-Cholesterin, einen wichtigen Schutzfaktor, reduziert.

Wie „schlimm" es um Ihren Bauch steht, zeigt eine einfache Bauchumfangsmessung, kurz über dem Nabel. Ein Bauchumfang von 88 Zentimetern bei Frauen und 102 Zentimetern bei Männern bedeutet ein erhöhtes Risiko.

Beurteilen Sie den Erfolg Ihres Abnehmprogramms lieber mit dem Maßband als mit der Waage. Bereits einige Zentimeter weniger leisten einen großen Beitrag zu Ihrer Gesundheit.

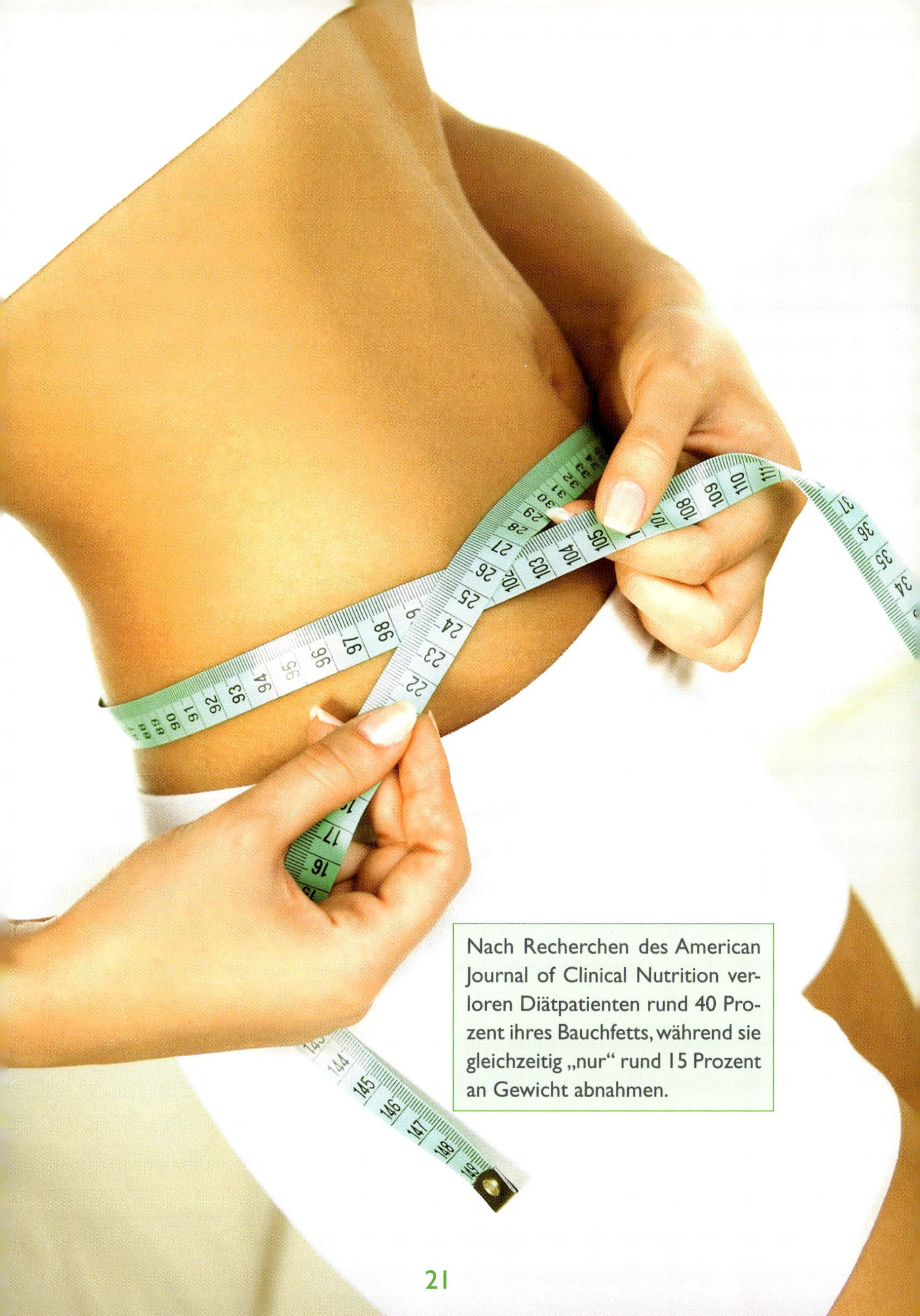

Nach Recherchen des American Journal of Clinical Nutrition verloren Diätpatienten rund 40 Prozent ihres Bauchfetts, während sie gleichzeitig „nur“ rund 15 Prozent an Gewicht abnahmen.

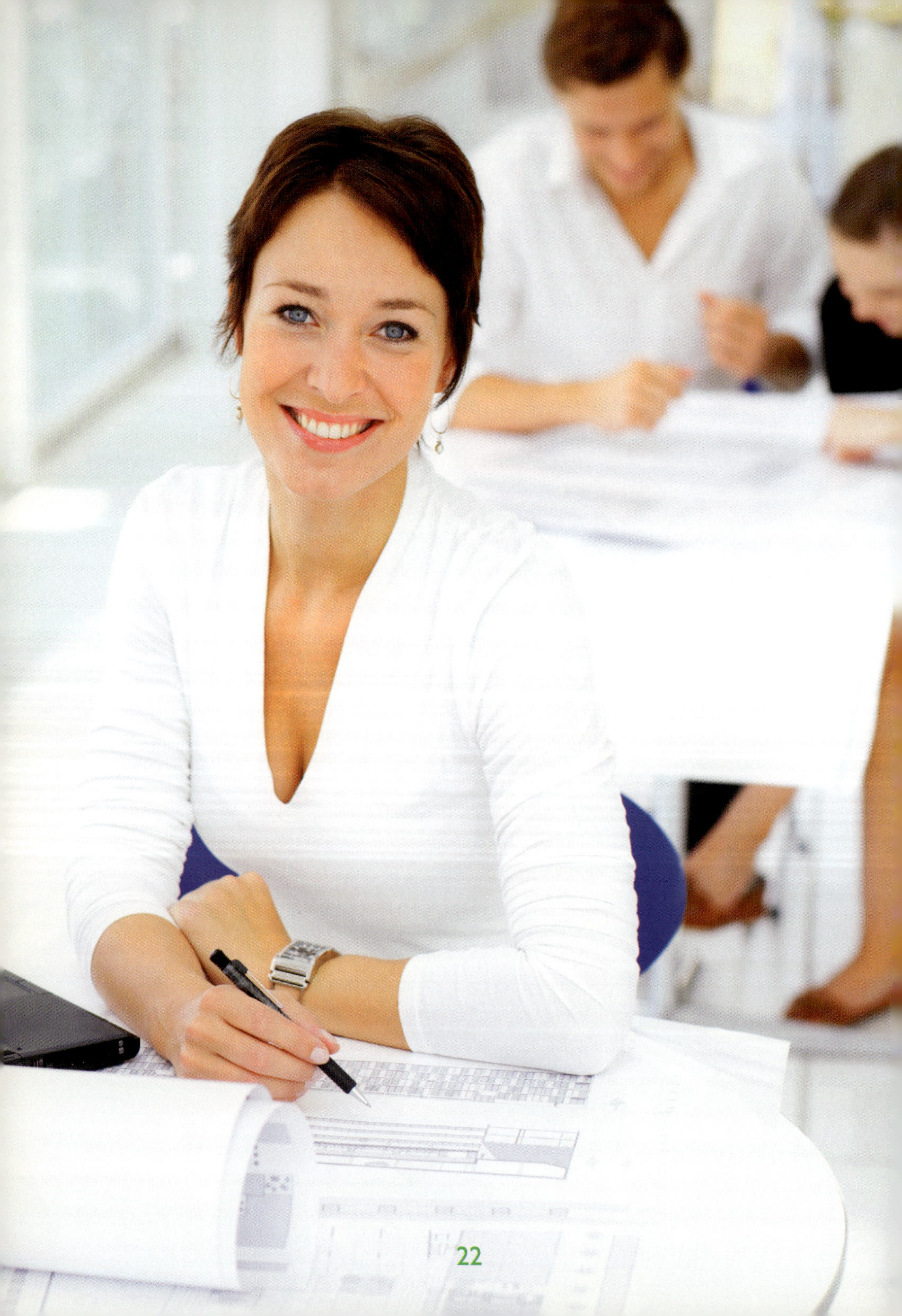

Die Stundendiät – das amapur Ernährungskonzept

Phase 1: Abnehmen, Entgiftung & Regulierung

Woher stammt die Idee der „Stundendiät"?

Ärzte der Klinik Lindenfels, allen voran Doktor Hans Desaga, beobachteten in den 1960er und 70er Jahren Komapatienten, die künstlich ernährt wurden. Dabei stellten sie fest, dass die Blutzuckerwerte der Patienten kaum anstiegen und stabil blieben – obwohl sich Glukose in den Nährlösungen befand. Desaga und seine Kollegen führten das vor allem auf den kontinuierlichen Einstrom der geringen Nährstoffmengen ins Blut zurück. Vor allem die Blutzuckerwerte von Diabetikern besserten sich während der Zeit der künstlichen Ernährung dramatisch, und zwar ohne Medikamente. Durch den kontinuierlichen Zufluss von geringen Zuckermengen wurden nur noch geringe Mengen an Insulin benötigt und die Bauchspeicheldrüse entlastet.

Desaga begann nun erste Versuche an „wachen" Patienten, die ganz normal Nahrung über den Mund und das Verdauungssystem aufnahmen. Er behielt den Gedanken „kontinuierlich, aber nur wenig" bei und entwickelte eine Stoffwechselkur mit verschiedenen Produkten, die schmackhaft waren und sich an der Zusammensetzung von Nährlösungen für künstliche Nahrung orientierten. Die Patienten sollten den ganzen Tag über jede Stunde einen kleinen Snack essen, der Nährstoffe lieferte, aber nur wenig Kalorien und wenig Zucker, beziehungsweise schnelle Kohlenhydrate. Das Ergebnis war erstaunlich: Die Patienten hatten keinen Hunger, obwohl sie weniger als die Hälfte ihrer normalen Kalorienmenge zu sich nahmen. Die Blutzuckerschwankungen, die normalerweise immer zu Hunger führen, blieben aus. Ebenso normalisierte sich der Insulinspiegel, und die Fettverbrennung wurde in Gang gesetzt. Gleichzeitig besserten sich viele andere Stoffwechselwerte.

Die Patienten fühlten sich wohl und bauten Gewicht ab. Im Vergleich zu vielen anderen Diäten konnten sie hier abnehmen, ohne zu hungern und ständig übers Essen nachzudenken. Durch die Normalisierung des Insulinspiegels und Entlastung des Stoffwechsels besserten sich Krankheiten wie Diabetes Typ II. Die bei den meisten Übergewichtigen vorhandene Insulinresistenz verschwand.

Desaga testete diese Methode an hunderten Patienten und entwickelte immer neue Produkte, um die Diät möglichst schmackhaft zu gestalten. Gleichzeitig erarbeitete er ein Konzept, wie sich die Patienten nach der Stoffwechselkur weiter im alltäglichen Leben ernähren sollten.

Aus diesem Konzept ist die amapur Stundendiät entstanden.

Seit 1991 gibt es in der Schweiz die Fachklinik Seeblick, die sich auf die

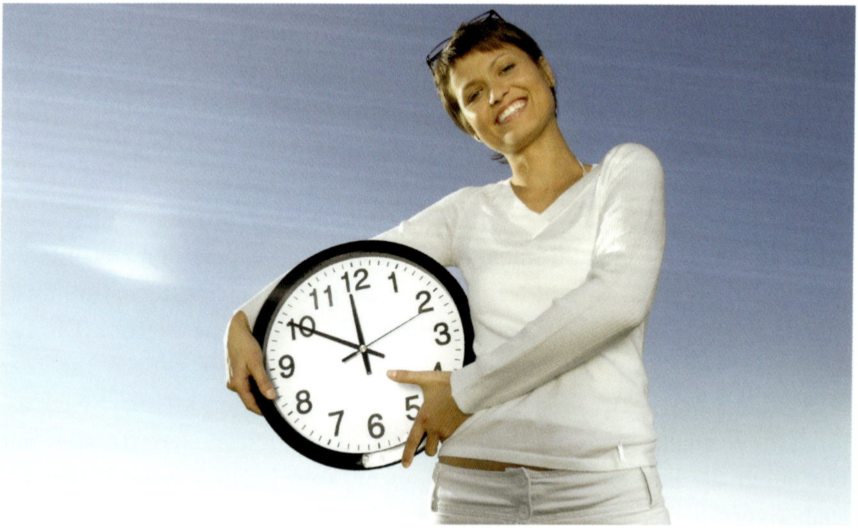

Stundendiät nach Desaga spezialisiert hat. Dort können stark Übergewichtige ein oder zwei Wochen verbringen und die Stundendiät unter ärztlicher Aufsicht durchführen. In der Schweiz werden auch die amapur-Produkte hergestellt, die Sie bei Ihrer Stundendiät verwenden.

Abnehmen im Stundentakt

Im Rahmen der Stundendiät essen Sie in der ersten Woche (beziehungsweise den ersten beiden Wochen) stündlich ein amapur-Produkt. Diese Form der Nahrungsaufnahme ist zu Anfang vielleicht etwas ungewöhnlich. Sie werden aber schnell feststellen, dass Sie dabei sehr gut satt werden und sich wohl fühlen. Die Shakes, Suppen, Müslis, Kekse und Riegel haben eine ausgewogene Nährstoffzusammensetzung und gewährleisten, dass Sie alle lebenswichtigen Nährstoffe bekommen und dennoch wenige Kalorien zu sich nehmen.

Ein großer Vorteil der Stundendiät ist, dass Sie keinen Hunger haben und bei einer sehr geringen Kalorienmenge satt werden. Der hohe Anteil an Ballaststoffen in den Produkten bewirkt eine gute Sättigung, ohne viel Energie zu liefern. Durch das regelmäßige Essen kleiner Mengen kann Heißhunger gar nicht erst entstehen.

Ein weiterer Vorteil dieser Art der Ernährung ist, dass der Grundumsatz einigermaßen stabil bleibt. Der Grundumsatz ist der Energieverbrauch in Ruhe für beispielsweise Atmung, Herzschlag und Wärmeproduktion. Bei vielen Crash-Diäten mit sehr geringer Kalorienmenge sinkt üblicherweise der Grundumsatz nach einiger Zeit ab. Der Körper wähnt sich in einer Hungersnot und reduziert den Kalorienverbrauch im Körper soweit wie möglich. Das ist einer der Hauptgründe für den Jojo-Effekt: der Grundumsatz bleibt nach einer Diät auf einem niedrigeren Niveau. Es macht also gar keinen Sinn, extrem wenig bis gar nichts zu essen. Lieber was im Magen haben, etwas langsamer abnehmen und hinterher das Gewicht halten. Die amapur-Produkte liefern Ihnen genug Energie, damit Sie Ihren Grundumsatz halten können.

Auch wenn Sie in der ersten Phase sehr häufig essen, Sie werden es als Erleichterung empfinden, sich mal nicht um Einkauf und Zubereitung kümmern zu müssen. Sie sparen Zeit, die

Sie für andere Dinge verwenden können. Mit dem amapur-Paket bekommen Sie alles, was Sie für Ihren Start brauchen und können gleich loslegen. Das ist ein großer Vorteil vor allem für Berufstätige und viel beschäftigte Menschen.

Wie funktioniert Phase 1?

In der ersten Phase der Stundendiät essen Sie jede Stunde eine Portion eines amapur-Produktes. Sie verzehren auf diese Weise jeden Tag circa 12 bis 15 Mahlzeiten. Zur Auswahl stehen Shakes, Suppen, Müslis, Kekse und Riegel. Jede Portion hat etwa 50 bis 60 Kilokalorien, das sind insgesamt zwischen 700 und 900 Kilokalorien am Tag. Sie nehmen dadurch ab, gleichzeitig wird Ihr Stoffwechsel entgiftet und Ihre Verdauung reguliert.

Die Phase 1 sollten Sie mindestens eine Woche lang durchführen, ein besseres Ergebnis erreichen Sie mit zwei Wochen. Für sehr motivierte Menschen ist auch eine Durchführung über eine weitere Woche möglich, länger als drei Wochen ist jedoch nicht zu empfehlen. Zum einen könnte durch die strenge Kalorienrestriktion der Grundumsatz zu weit absinken, zum anderen besteht die Gefahr, dass Heißhunger auf bestimmte Lebensmittel entsteht.

Optimal ist die Durchführung der Phase 1 zwei- bis dreimal im Jahr, beispielsweise im Frühjahr und Herbst. Auf diese Weise gönnen Sie Ihrem Körper eine kleine „Abnehmkur" mit Entgiftungs- und Fitmacher-Effekt. Halten Sie sich nach der Phase 1 an die Empfehlungen der Phase 2, und Sie werden Ihr Gewicht leichter halten können.

In der Phase 1 sollten Sie nur amapur-Produkte essen, um ein optimales Ergebnis zu erreichen. Auch wenn das ungewöhnlich klingt, Obst und Gemüse sollten nicht zusätzlich gegessen werden. Wenn Sie beispielsweise zwischendurch Obst essen, kann das zu einem Blutzucker-, beziehungsweise Insulinspiegel-Anstieg führen und Sie werden anschließend Hunger bekommen.

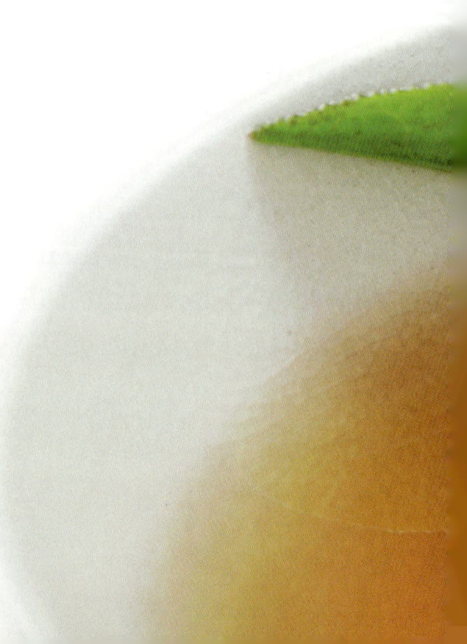

Das Gleiche gilt für andere Lebensmittel, die Ihren Rhythmus durcheinander bringen, Hunger erzeugen oder zu viele Kalorien liefern. Halten Sie sich strikt an die stündlichen amapur-Mahlzeiten. Lassen Sie möglichst keine Mahlzeit ausfallen, auch wenn Sie gerade nicht hungrig sind. Essen Sie mindestens zwölf Mahlzeiten am Tag. Wenn Sie zwischendurch Hunger verspüren, verkürzen Sie einfach den Abstand zwischen den Mahlzeiten, essen Sie eine zusätzliche amapur-Mahlzeit oder pro Mahlzeit eine größere Portion.

Selbst wenn Sie 18 Mahlzeiten am Tag essen, sind das kaum mehr als 1.000 Kilokalorien. Ganz wichtig in Phase 1 ist ausreichendes Trinken. Am besten geeignet sind Wasser, ungesüßter Tee oder Gemüsebrühe. Der Körper verliert nicht nur seine Pfunde, sondern auch viele Giftstoffe, die normalerweise im Fett eingelagert sind. Um diese möglichst schnell aus dem Köper zu schwemmen, brauchen Sie viel Flüssigkeit. Trinken Sie in der Phase 1 möglichst drei bis vier Liter am Tag. Die Wassermenge in den Shakes, Müslis und Suppen können Sie mitrechnen.

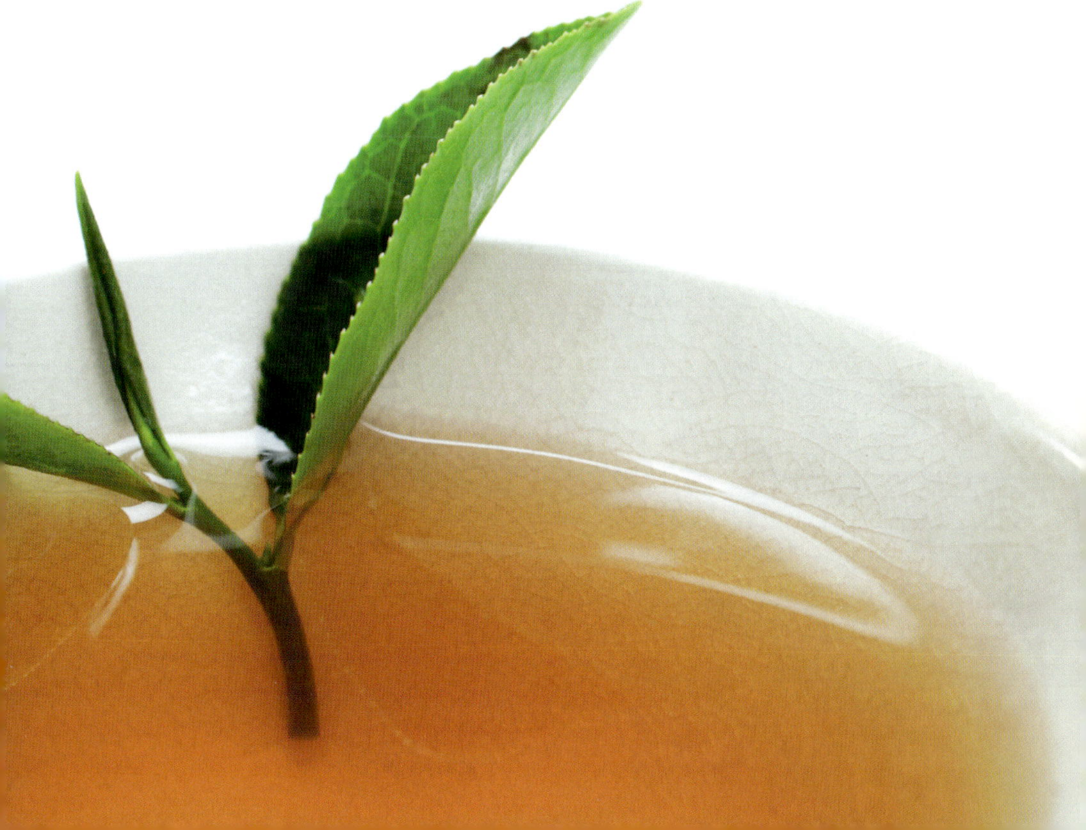

Rainer war es leid. Seit Jahren nahm er an Gewicht zu und fühlte sich immer unsportlicher und körperlich matt. Mit amapur beendete er seine Unzufriedenheit und gab seinem Leben eine neue, gesunde Richtung. Seine Erfahrungen der ersten beiden Wochen:

„Die erste Portion Müsli am ersten Tag war ein Schock: Mein Gott ist das wenig! Normalerweise esse ich einen Riesenteller voll und noch einen Shake dazu. Doch dass ich schon nach einer Stunde wieder was essen konnte, hat mir Mut gemacht. Tatsächlich hat es gut funktioniert, und ich habe den ganzen Tag keinen Hunger gehabt. War es zunächst noch ungewohnt, jede Stunde an das Essen zu denken, bekam ich nach und nach einen sehr guten Rhythmus. Am Anfang habe ich mir ein Post-it an den Laptop geklebt, das hat gut funktioniert. Den ersten Tag über fühlte ich mich etwas schlapp und müde. Ich habe viel getrunken, das hat geholfen. Am dritten Tag fühlte ich mich sehr fit, und dieses Gefühl sollte mich auch die folgenden Tage nicht mehr verlassen. Ab dem vierten Tag ging ich jeden Tag zum Sport (Laufband/Crosstrainer) für mindestens 30 bis 60 Minuten. Alles in allem war ich sehr leistungsfähig und kam morgens gut aus dem Bett. Der für mich wichtigste Aspekt: Das Abnehmen war für mich ein riesiger Erfolg. Dabei verringerte sich auch mein Körperfettanteil um 3,5 Prozent. Das Paket hat exakt für die 14 Tage gereicht – obwohl ich wirklich „viele“ Portionen gegessen habe.“

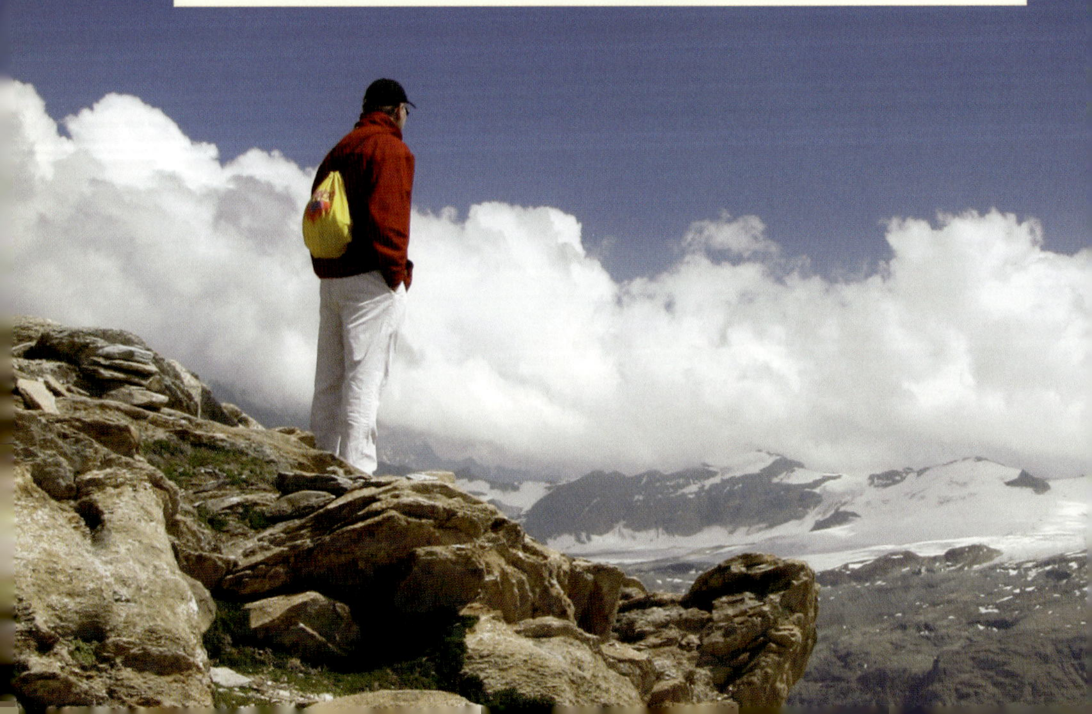

Guar – zur optimalen Unterstützung beim Abnehmen

Ballaststoffe sind unverdauliche Bestandteile von Pflanzen, die den Darm in seiner Funktion unterstützen und für eine gute Verdauung sorgen. Man unterscheidet unlösliche und lösliche Ballaststoffe. Erstere sind die nicht verdaulichen Faserstoffe von Pflanzen, die vor allem das Stuhlvolumen erhöhen, letztere quellen in Magen und Darm auf und bewirken unter anderem ein längeres Sättigungsgefühl und einen geringeren Blutzuckeranstieg. Weiterhin binden sie Schadstoffe und entfernen diese aus dem Körper. Die in den 1960er Jahren entdeckte Guarbohne enthält lösliche Ballaststoffe mit einer besonders hohen Quellfähigkeit. Guarkernmehl eignet sich hervorragend zum Abnehmen und ist in allen amapur-Produkten enthalten. Es löst sich in kaltem und warmem Wasser und führt zu schneller und effektiver Sättigung. Zusätzlich hat Guar eine besonders hohe Bindungsfähigkeit für Gift- und Schadstoffe und transportiert diese aus dem Körper.

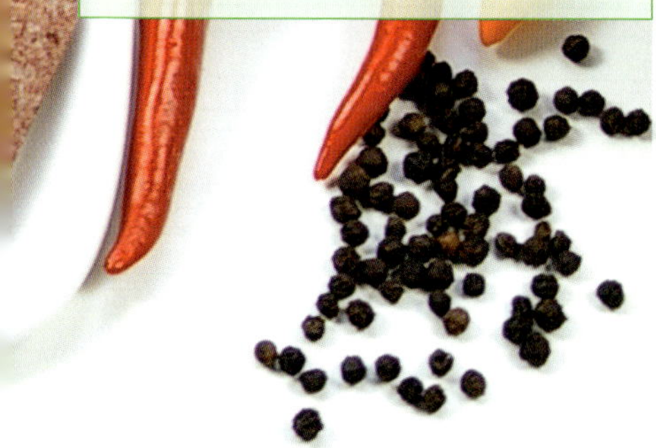

Was passiert bei Phase I im Körper?

In Phase 1 der Stundendiät erfährt Ihr Körper durch die Umstellung des Stoffwechsels mehrere Vorteile:

- Er verbraucht mehr Energie, als er durch die Nahrung bekommt und er fängt an, die eigenen Fettreserven an Hüfte und Bauch zur Energiegewinnung zu verwenden.
- Durch den Abbau von Körperfett werden gleichzeitig im Fett gelagerte Giftstoffe freigesetzt und abgebaut.
- Durch die Ballaststoffe in den Produkten wird die Verdauung angeregt, der Darm kommt wieder in Schwung und damit auch das Immunsystem.

Clever abnehmen

Wann immer Sie Ihrem Organismus weniger Energie zuführen als er durch Grundumsatz und Bewegung verbraucht, holt er sich die Energie aus den eigenen Reserven. Das funktioniert bei jeder Diät. Der Unterschied liegt darin, welche Reserven der Körper verbraucht. Hier gibt es nämlich mehrere Möglichkeiten.

Im Idealfall verbrennt der Körper Fett, das er in großen Mengen vor allem an Bauch und Hüfte lagert. Bei den meisten Diäten geht allerdings eher Muskelmasse als Fett verloren, da eine effektive Fettverbrennung nur unter bestimmten Voraussetzungen funktioniert, die im Folgenden kurz erklärt werden.

Blutzuckerspiegel und Glykämischer Index

Wenn der Mensch weniger Kalorien isst, als er verbraucht, muss der Körper seine Vorräte anpacken. Üblicherweise geht er zunächst an die Glykogenspeicher (Kohlenhydratreserven) in Muskeln und Leber, danach ans Eiweiß, vor allem in den Muskeln, und erst dann wird Fett abgebaut.

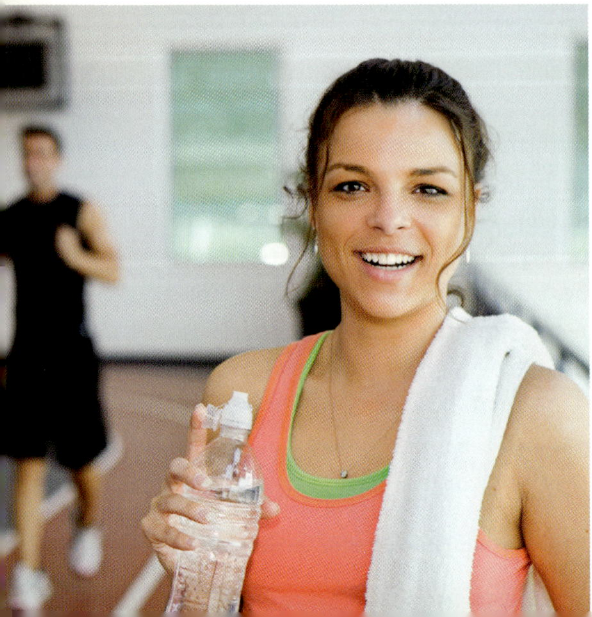

Die Fettreserven sind die wichtigsten und vor allem für länger andauernde Hungersnöte gedacht. Um die Verbrennung von Fett zu fördern, gibt es zwei Möglichkeiten:

- Bewegung: vor allem moderate Ausdauerbewegung wie Laufen, Radfahren und Schwimmen.
- Richtige Ernährung: wenig schnell verdauliche Kohlenhydrate, viele Ballaststoffe.

Kohlenhydrate spielen beim Abnehmen eine besondere Rolle: Alle Kohlenhydrate werden bei der Verdauung zu Glukose abgebaut und gelangen so ins Blut. Dort zirkuliert ständig eine bestimmte Menge an Glukose, die vor allem vom Gehirn benötigt wird. Wenn Sie schnell verdauliche Kohlenhydrate in Form von Zucker, Süßigkeiten, Weißmehl- und Stärkeprodukten essen, steigt Ihr Blutzuckerspiegel schnell an. Da der Körper bestrebt ist, die Höhe des Blutzuckers möglichst konstant zu halten, schüttet er nach dem Essen Insulin aus, welches die Glukose in die Zellen transportiert. Der Zuckerspiegel sinkt wieder.

Die Menge des ausgeschütteten Insulins hängt mit der Menge und Art der gegessenen Kohlenhydrate zusammen. Je mehr Kohlenhydrate Sie essen und je schneller diese Kohlenhydrate verdaut werden, desto mehr Insulin stellt die Bauchspeicheldrüse bereit. Wer Traubenzucker isst oder ein gezuckertes Getränk trinkt, kann die erhöhten Blutzuckerwerte bereits nach zehn bis 15 Minuten feststellen. Ein typischer Tagesablauf mit kohlenhydratreichen Mahlzeiten zeigt starke Schwankungen im Blutzucker- und Insulinspiegel:

Diese Schwankungen sind übrigens einer der wichtigsten Auslöser für Hungergefühle – ein sinkender Blutzuckerspiegel signalisiert Nahrungsmangel. Wer viele schnell verdauliche Kohlenhydrate isst, bekommt schnell wieder Hunger.

Ein Vollkornbrot mit verdauungsverzögernden Ballaststoffen führt hingegen zu einem viel langsameren Blutzuckeranstieg und dementsprechend zu einer geringeren Schwankung – das bedeutet eine längere Sättigung. Der Blutzuckeranstieg nach Essen eines Lebensmittels wird als Glykämischer Index bezeichnet.

Tagesverlauf des Blutzuckerspiegels bei stark kohlenhydratreichem Essen

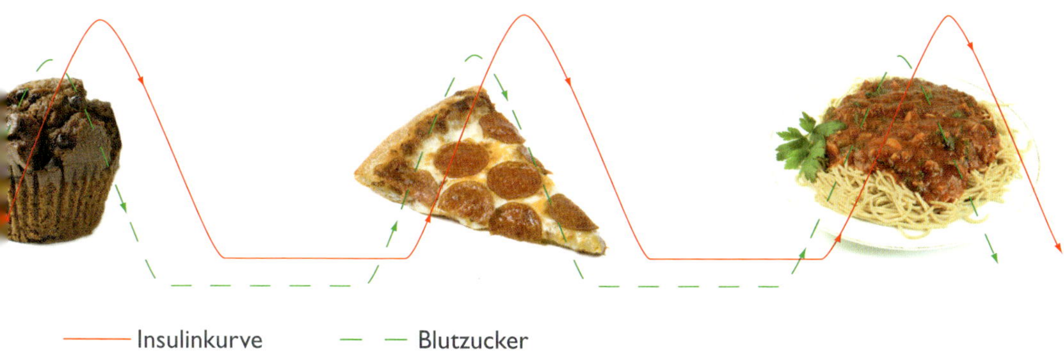

Glykämischer Index
Der Glykämische Index (Glyx) zeigt an, wie stark der Blutzuckerspiegel nach dem Essen eines Lebensmittels ansteigt. Daraus lässt sich die Höhe des entstehenden Insulinspiegels ableiten. Je höher der Glyx, desto stärker schwankt der Blutzucker. Zuckerreiche Lebensmittel haben einen hohen Glyx, ebenso wie stark verarbeitete Produkte aus Weißmehl oder Stärke. Je mehr Ballaststoffe ein Lebensmittel enthält, desto niedriger ist der Glyx und desto besser sättigt es. Die amapur-Produkte haben durch das enthaltene Guar einen sehr niedrigen Glyx.

Insulin und Fettverbrennung

Das ausgeschüttete Insulin hat nicht nur die Aufgabe, den Blutzuckerspiegel zu senken und die Glukose zu verwerten und zu speichern, sondern auch die anderen gegessenen Nährstoffe, sprich Fett und Eiweiß zu verarbeiten. Das bedeutet, Insulin fördert die Einlagerung von Fett. Wann immer Sie Kohlenhydrate essen, wird durch den erhöhten Insulinspiegel gleichzeitig Fett eingelagert. Und solange das passiert, ist die körpereigene Fettverbrennung blockiert, und die eigenen Fett-Vorräte werden nicht angerührt. Denn es macht keinen Sinn, Fett gleichzeitig zu speichern und zu verbrennen.

Das bedeutet in der Praxis: Wenn Sie schnellverdauliche Kohlenhydrate essen und Insulin im Blut haben, kann Ihr Körper kein Fett verbrennen.

Aus diesem Grund tun sich viele Übergewichtige schwer mit dem Abnehmen. Die meisten haben über Jahre eine Insulinresistenz entwickelt und damit ständig zu viel Insulin im Blut. Der erste Schritt zu einer erfolgreichen Gewichtsreduktion liegt in einer Absenkung des Insulinspiegels. Das Manko vieler Diäten besteht aber darin, dass sie viele kohlenhydrathaltige Mahlzeiten propagieren, die immer wieder zur Insulinausschüttung führen und damit eine effektive Fettverbrennung verhindern. **Genau hier liegt der Vorteil der Stundendiät** mit den amapur-Produkten: Sie essen jede Stunde ein Produkt mit nur wenig Kohlenhydraten und einem hohen Ballaststoffanteil. Die Bauchspeicheldrüse wird kaum gebraucht und schüttet nur sehr wenig Insulin aus. Sie hat sozusagen Urlaub. Der Insulinspiegel im Blut sinkt, und die geringe Insulinmenge erlaubt von Anfang an eine effektive Fettverbrennung.

Gleichzeitig nehmen Sie ab, ohne zu hungern, denn die Schwankungen im Blutzuckerspiegel fallen weg. Das Blutzuckerprofil während der amapur-Woche sieht dann ungefähr so aus:

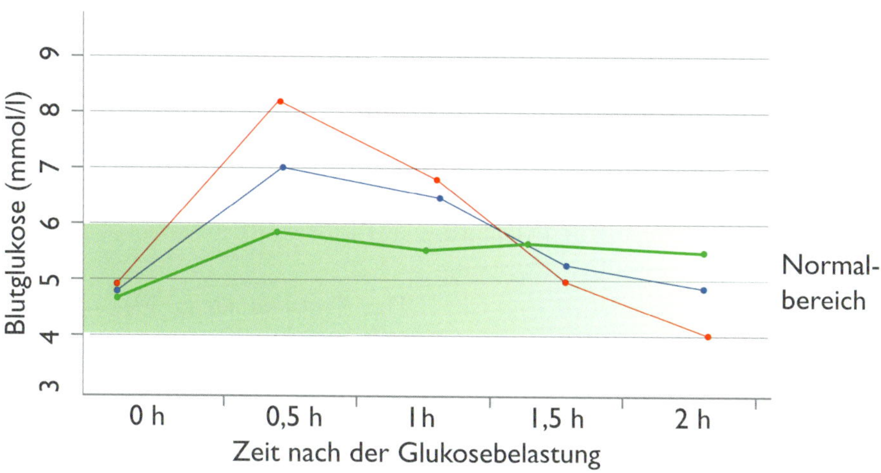

Eiweiß macht satt und schlank

Ein weiterer Aspekt für effektives Abnehmen ist ein hoher Eiweißanteil in der Nahrung, damit möglichst wenig Muskulatur abgebaut wird. Viele Diäten schränken den Verzehr von Fleisch und Milchprodukten stark ein und haben damit einen viel zu geringen Eiweißanteil. Der Mensch braucht etwa ein Gramm Eiweiß pro Kilogramm Körpergewicht am Tag. Das sind bei einem 80 Kilogramm schweren Mann circa 80 Gramm, das entspricht beispielsweise vier kleinen Schnitzeln. Diese Menge bei kalorienreduzierter Kost zu erreichen, ist schwer.

Daher wird bei vielen Diäten auch unnötig viel Muskulatur abgebaut, was wiederum zu einer Senkung des Grundumsatzes führt. Muskeln verbrauchen auch in Ruhe Kalorien und machen einen großen Teil des Grundumsatzes aus – das sollten Sie bedenken. Noch ein Grund für regelmäßige Bewegung!

Weiterer Vorteil von Eiweiß: Es macht satt, was den Diäterfolg erhöht. Die amapur-Produkte enthalten genügend Eiweiß, in der Tagesration circa 60 bis 80 Gramm. So haben Sie die bestmögliche Voraussetzung dafür, dass Sie nur wenig körpereigenes Eiweiß abbauen. Ihre Muskelmasse bleibt erhalten.

Entgiftung – vitalisierender Nebeneffekt der Phase 1

Die Phase 1 der Stundendiät dient nicht nur dem Abnehmen, sondern auch der Entgiftung. Durch jahrelange ungesunde Ernährung und viele ungünstige Umwelteinflüsse tragen die meisten Menschen Schad- und Giftstoffe mit sich herum, die in erster Linie im Körperfett abgelagert sind. Schwermetalle beispielsweise lagern sich bevorzugt im Fett ein und können erst durch Fettabbau wieder freigesetzt werden. Wenn Sie abnehmen und gleichzeitig Ihr Gewebe entwässern, werden dadurch viele Giftstoffe aus dem Körper geschwemmt, beziehungsweise in der Leber abgebaut.

Das ist ein positiver Nebeneffekt der amapur-Diät, der sich allerdings in den ersten Tagen möglicherweise durch unangenehme Begleiterscheinungen bemerkbar machen kann. Typische Entgiftungserscheinungen sind beispielsweise Kopfschmerzen. Es ist sehr wichtig, dass Sie viel trinken, damit der ganze Körper gut „durchgespült" wird, die Gifte ausgeschieden werden können und alle Organe optimal arbeiten. Lassen Sie sich nicht irritieren, wenn Sie sich in den ersten Tagen nicht topfit fühlen, das ist ein Beweis, dass die Stundendiät gut funktioniert.

Entrümpelung und Aktivierung des Darms – Booster fürs Immunsystem

Das Problem vieler Menschen ist eine erhöhte Stressbelastung. Termine, Zeit- und Erfolgsdruck, Multitasking und hohe Anforderungen im Beruf und Privatleben bedeuten für

Bewegung ja – aber nicht übertreiben

Wenn Sie gut trainiert sind, können Sie ganz normal mit Ihrem Training weitermachen. Achten Sie darauf, wie fit und leistungsfähig Sie sich fühlen. Im Zweifelsfall schalten Sie einen Gang herunter. Es kann sein, dass Sie in der ersten Zeit etwas weniger Leistung bringen, da der Körper mit Entgiftung und Fettabbau beschäftigt ist und nicht so viel Energie wie mit Ihrer sonstigen Ernährung bekommt.
Wenn Sie so richtig mit Bewegung loslegen wollen, lassen Sie es langsam angehen. Beginnen Sie mit leichter Anstrengung, einem flotten Spaziergang oder einer Walking-Runde, einem kleinen Gymnastik-Programm. Lieber öfter und länger als zu anstrengend. Steigern Sie sich jeden Tag ein wenig und spüren Sie, wie Ihre Kondition und Fitness besser werden.

Tipp für die ersten drei Tage

Die ersten Tage sind normalerweise die kritischsten. Der Körper muss sich erst auf den neuen Rhythmus, die Produkte, die Kalorienrestriktion und die Entgiftung einstellen. Der Stoffwechsel wird umgestellt. Das ist zunächst ungewöhnlich und möglicherweise ermüdend. Es kann sein, dass Sie sich in den ersten Tagen müde und schlapp fühlen oder gelegentlich ein leichtes Hungergefühl verspüren. Beginnen Sie die Stundendiät daher am besten, wenn Sie entweder ein Wochenende vor sich haben oder Arbeitstage, die nicht mit wichtigen Terminen gefüllt sind. Vielleicht nehmen Sie sich auch ein paar Tage Urlaub. Gönnen Sie Ihrem Körper eine kleine Auszeit – dann fällt es umso leichter.

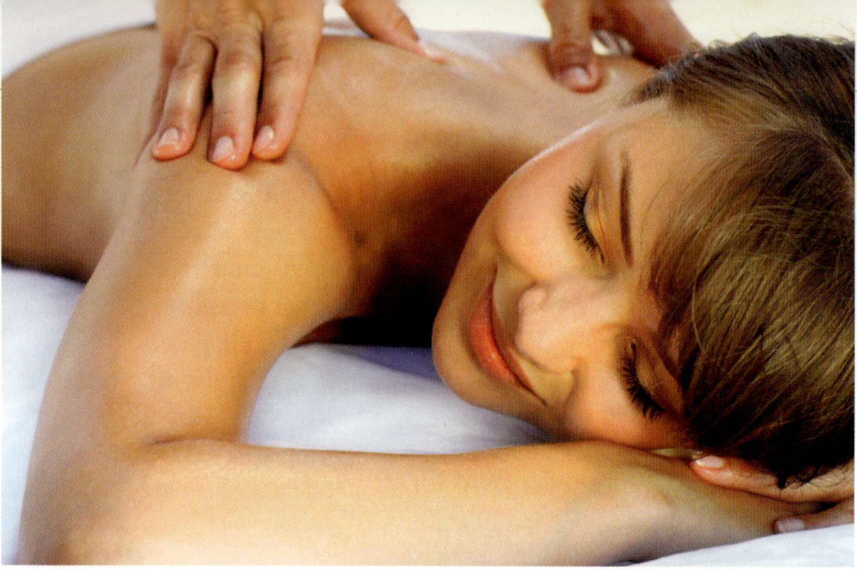

- **Entspannung**

Nehmen Sie sich besonders viel Zeit für Entspannung. Sie können nicht nur Ihren Körper, sondern auch Ihren Geist „entgiften". Nehmen Sie sich Zeit für Musik, lesen, faulenzen, Yoga, Autogenes Training oder was immer Ihnen gut tut. Jetzt ist auch eine sehr gute Zeit für Massagen und Wellness.

- **Was tun bei Entgiftungsproblemen?**

Manchmal kommt es in der ersten Woche durch die Stoffwechselumstellung zu Beschwerden wie Kopfschmerzen, Müdigkeit, leichter Übelkeit oder Mundgeruch. Das sind normale Begleiterscheinungen der Entgiftung, die letztlich nur zeigen, dass die Stundendiät bei Ihnen funktioniert. Lassen Sie sich nicht irritieren und machen Sie einfach weiter. Achten Sie darauf, viel zu trinken, am besten Wasser oder Kräutertee. Durch eine erhöhte Flüssigkeitszufuhr verschwinden solche Beschwerden normalerweise von alleine.

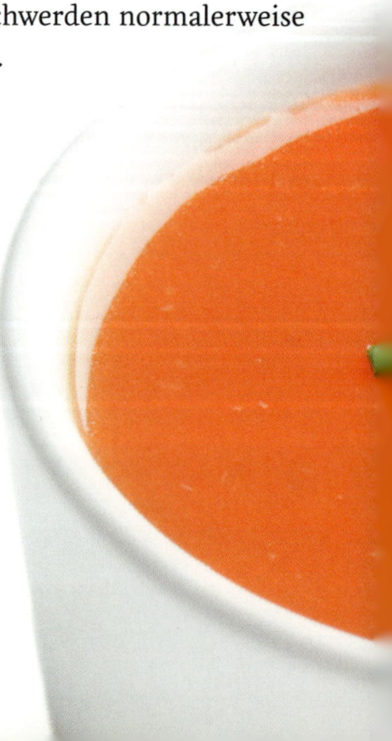

- **Was tun bei Verdauungsproblemen?**

Durch den erhöhten Anteil an Ballaststoffen in den amapur-Produkten kann es in den ersten Tagen der Stundendiät zu Blähungen, leichten Durchfällen oder auch zu Verstopfung kommen. Der Darm ist normalerweise durch die industrialisierte und stark verarbeitete Nahrung an weniger Ballaststoffe gewöhnt. Die Umstellung ist aber nicht problematisch, auch hier gilt wieder: viel trinken, vor allem wenn eine Verstopfung vorliegt. Mögliche Blähungen gehen wieder von alleine weg und sind in der Regel nur schwach ausgeprägt, da Guar ein sehr gut verträglicher Ballaststoff ist.

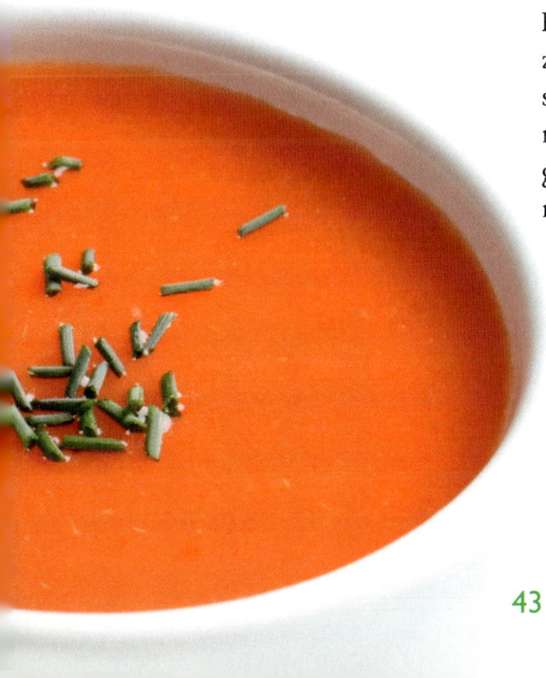

- **Was tun bei Heißhunger auf ...?**

Hier heißt es in erster Linie: durchhalten! Erfolgreich abzunehmen erfordert eine gewisse Disziplin. Vor allem am Anfang. Wechseln Sie die Produkte immer wieder ab, mal süß, mal herzhaft, dann sind verschiedene Geschmacksrichtungen vertreten. Wenn Sie das Gefühl haben, Sie brauchen einfach etwas mehr im Magen, essen Sie ruhig eine doppelte Portion, das ist für Ihre Kalorienbilanz kein Problem. Achten Sie darauf, keine Mahlzeit auszulassen, dann ist die Gefahr für Heißhunger geringer. Sie können die Produkte auch noch ein wenig „aufpeppen“: Beispielsweise die Suppen mit frischen Kräutern oder Pfeffer nachwürzen. Sparsam sollten Sie mit Salz sein – es bewirkt Wassereinlagerungen im Körper, die sich negativ auf der Waage bemerkbar machen können.

- **„Kann ich auch Mahlzeiten ausfallen lassen?"**

Wenn Sie ein wichtiges Meeting haben oder aus anderen Gründen den Stundenrhythmus nicht den ganzen Tag über einhalten können, essen Sie vorher und hinterher eine größere Portion. Trinken Sie zwischendurch viel kalorienfreie Flüssigkeit. Versuchen Sie aber, möglichst nicht mehr als eine Mahlzeit ausfallen zu lassen. Ansonsten geraten Sie aus dem Rhythmus und bekommen wieder Hunger. Sagen Sie lieber Ihren Kollegen, dass Sie gerade etwas für Ihre Gesundheit tun und bitten um Verständnis. Ober nehmen Sie sich amapur-Kekse mit ins Meeting.

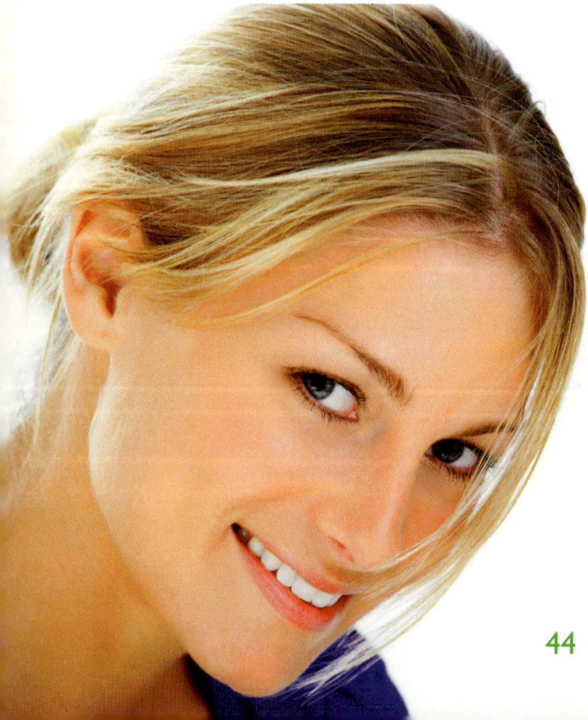

- **„Erst nehme ich ganz schnell ein paar Kilo ab und dann nicht mehr. Wieso?"**

In den ersten drei bis vier Tagen entsteht der Gewichtsverlust in erster Linie durch Wasserverlust. Durch die Ausschwemmung von Schad- und Giftstoffen wird viel Wasser ausgeschieden. Zudem führt die höhere Trinkmenge eher dazu, dass der Körper seine eigenen Wasseransammlungen auflöst. Er bekommt ja jetzt genug von außen. Auch durch den Abbau von Kohlenhydrat- und Eiweißreserven geht Wasser verloren, denn diese beiden Nährstoffe werden im menschlichen Körper zusammen mit Wasser gespeichert. Daher am Anfang der stärkere Gewichtsverlust. Erst nach einigen Tagen beginnt der Körper, seine Fettreserven abzubauen, dann zeigt die Waage einen geringeren Gewichtsverlust, der aber bedeutet, dass es nun ans „Eingemachte" geht. Frauen sollten übrigens nicht kurz vor Einsetzen ihrer Regel mit der Stundendiät beginnen, oder zumindest wissen, dass ihr Körper in dieser Zeit Wasser einlagert und eventuell kein Gewichtsverlust auf der Waage zu sehen ist.

- **„Nehme ich nach der Phase 1 wieder zu?“**

Es ist normal, dass Sie zu Beginn der Phase 2 wieder ein wenig zunehmen. Das liegt vor allem daran, dass sich durch die höhere Nahrungsmenge zunächst der Darm füllt und durch die meist geringere Ballaststoffmenge die Darmentleerung etwas verzögert ist. Ein weiterer Aspekt ist der wieder höhere Salzgehalt der Nahrung. Salz bindet Wasser im Körper und auch das macht sich auf der Waage bemerkbar. Auch die Umstellung auf ausgewogene Kost ohne amapur-Produkte kann eine stärkere Wassereinlagerung bewirken. Sie werden aber merken, dass Sie nach Phase 1 weniger Hunger haben und insgesamt weniger essen als vorher, von daher werden Sie – bei weiterhin reduzierter Kalorienzufuhr – insgesamt weiter abnehmen.

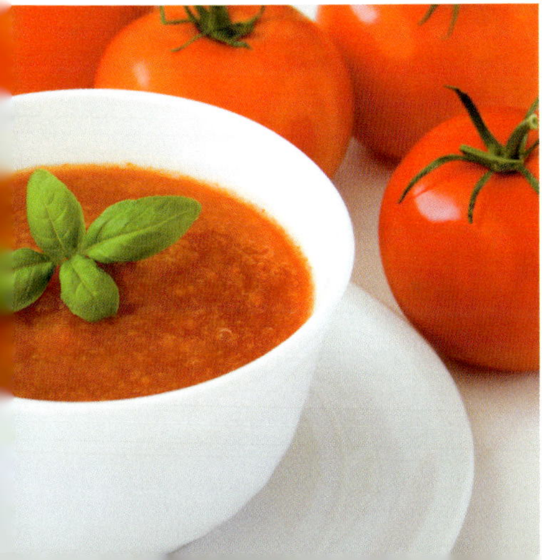

- **Was tun bei einer Einladung zum Essen?**

Versuchen Sie, die amapur-Woche in einen Zeitraum zu legen, in dem Sie die „Versuchungen“ von außen fernhalten können. Die Stoffwechselumstellung funktioniert am besten, wenn Sie sich mindestens eine Woche konsequent an das Stundenkonzept halten. Wenn es sich nicht vermeiden lässt: Essen Sie entweder „normal“ mit, aber nur eine kleine Portion, Sie werden ohnehin nur wenig Hunger haben. Oder Sie bleiben bei Ihrer Stundendiät, erklären den Gastgebern im Vorfeld, dass Sie Ihre eigene „Mahlzeit“ mitbringen und nutzen die Zeit am Tisch, um sich endlich mal in Ruhe mit Ihren Tischnachbarn zu unterhalten.

- **Tipps für den Übergang zu Phase 2**

Essen Sie zu Beginn nicht gleich Riesenmengen, sondern fangen Sie mit kleinen Portionen an. Genießen Sie Ihr neues, intensiveres Geschmacksempfinden und nehmen Sie sich Zeit zum Kauen und Schmecken.

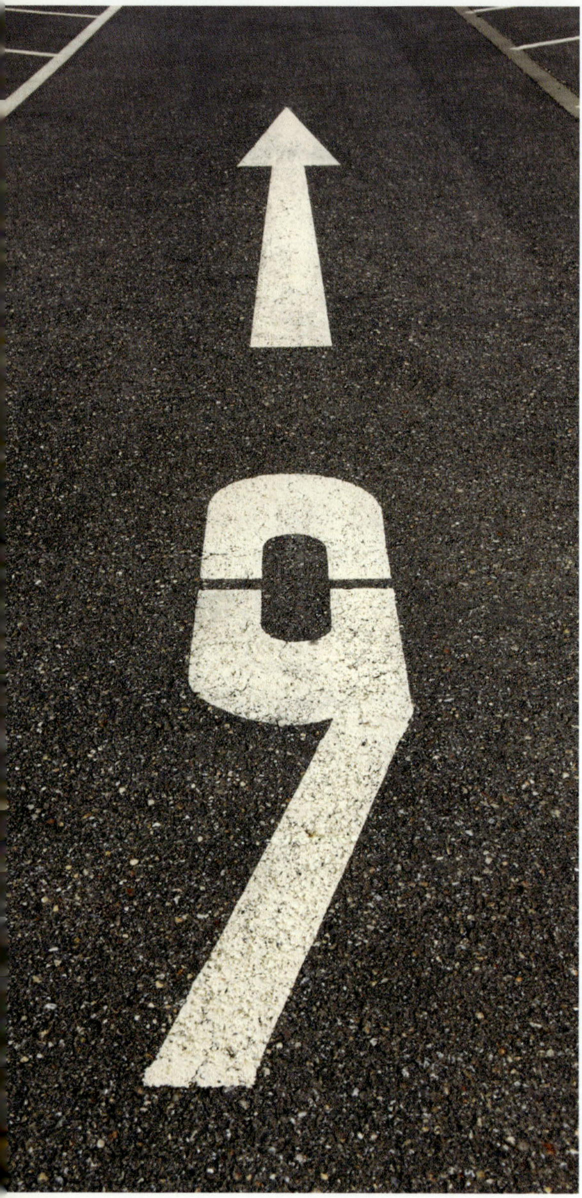

Phase 2: 9 Regeln für jeden Tag

Nun haben Sie Phase 1 erfolgreich hinter sich gebracht – und was kommt jetzt? An dieser Stelle möchten wir Ihnen Ihren Neueinstieg vorstellen! Durch Phase 1 ist Ihr Körper optimal vorbereitet. Es ist kein langsamer Kostaufbau nötig und Sie müssen sich nicht einschränken. Jetzt kommt es hauptsächlich darauf an, was Sie essen. Eine gezielte Auswahl ist das A und O. Wir haben für Sie neun einfache Regeln für jeden Tag zusammengestellt, wenn Sie die beherzigen, kann gar nichts schief gehen. Betrachten Sie die Regeln nicht als strenge Vorschriften, sondern als Richtlinien, die Ihnen helfen. Nach wie vor können Sie einzelne Mahlzeiten durch amapur-Produkte ersetzen. Wir wünschen Guten Appetit!

Regel 1: Trinken Sie ausreichend

Trinken belebt Körper und Geist. Deshalb: Trinken Sie möglichst viel, am besten 1,5 bis zwei Liter pro Tag. Es ist jetzt nicht mehr unbedingt notwendig, drei bis vier Liter zu trinken, da die Phase der Entgiftung vorbei ist. Wenn Sie diese Menge beibehalten wollen, ist das aber auch möglich.

Warum ist trinken so wichtig?

Ihr Körper besteht zum größten Teil (circa 60 Prozent) aus Wasser, alle Stoffwechselvorgänge finden in Wasser statt. Gleichzeitig gibt der Körper permanent Wasser ab: über die Haut (Verdunstung, Schwitzen), die Atmung, die Niere (Urin) und den Darm (Stuhl). Diese Verluste müssen regelmäßig aufgefüllt werden. Hat der Körper zu wenig Wasser, reagiert er mit Durst (ab 300 bis 400 Milliliter). Dann ist der Mangel jedoch schon da – trinken Sie also besser ohne Durst.

Was passiert bei Flüssigkeitsmangel?

Auf einen Mangel reagiert der Körper äußerst empfindlich: Erste Symptome sind Mundtrockenheit, klebrige Zunge und Kopfschmerzen. Wird dann immer noch nicht getrunken, dickt das Blut ein und kommt nicht mehr gut in die kleinen Blutgefäße, sodass die Sauerstoffversorgung der Zellen nachlässt. Stoffe, die über den Urin ausgeschieden werden, verbleiben im Körper, da die Urinproduktion eingestellt wird, um Wasser zu sparen. Dies alles führt zu steigender Pulsfrequenz, Herzrasen, Übelkeit, Schwindel, Muskelkrämpfen, Verwirrtheit, Bewusstlosigkeit und im Extremfall zu Kreislauf- und Nierenversagen.

Das Gehirn reagiert besonders empfindlich: Schon bei geringem Flüssigkeitsmangel lässt die Hirnleistung nach, es kommt zu Müdigkeit und Konzentrationsstörungen. Später können auch Wortfindungsstörungen, verlangsamte Reaktionen sowie ein vermindertes Abstraktionsvermögen auftreten. Ausreichendes Trinken ist also Voraussetzung für die optimale geistige und körperliche Leistungsfähigkeit!

Welche Getränke?

Optimal sind Leitungswasser, Mineralwasser sowie ungesüßte Früchte- und Kräutertees, denn sie enthalten keine Kalorien und unterstützen Sie somit beim Abnehmen. Alle anderen Getränke liefern Energie – manche sind sogar wahre Kalorienbomben. Hierzu zählen zum Beispiel Cola-Getränke, Limonaden, alkoholische Getränke und Fruchtsäfte.

So viel Zucker versteckt sich im Getränk:
1 Glas Cola (300 ml) =
11 Stück Würfelzucker

Fruchtsäfte enthalten ähnlich viel Zucker wie Cola. Trotzdem sind sie hochwertiger, da sie gleichzeitig auch Vitamine und Mineralstoffe mitbringen. Um sie kalorisch zu entschärfen, können Sie diese als Schorle (3 Teile Wasser, 1 Teil Saft) zubereiten.

Neben dem Kaloriengehalt haben zuckerhaltige Getränke den Nachteil, dass der Zucker sehr schnell vom Darm in den Körper aufgenommen wird und dort zu einem sehr raschen und starken Blutzuckeranstieg führt. Dies beantwortet der Körper mit heftiger Insulinausschüttung, die in der Folge zum Unterzucker führt. Damit wird bei Ihnen Hunger ausgelöst! (Näheres auf Seite 32).

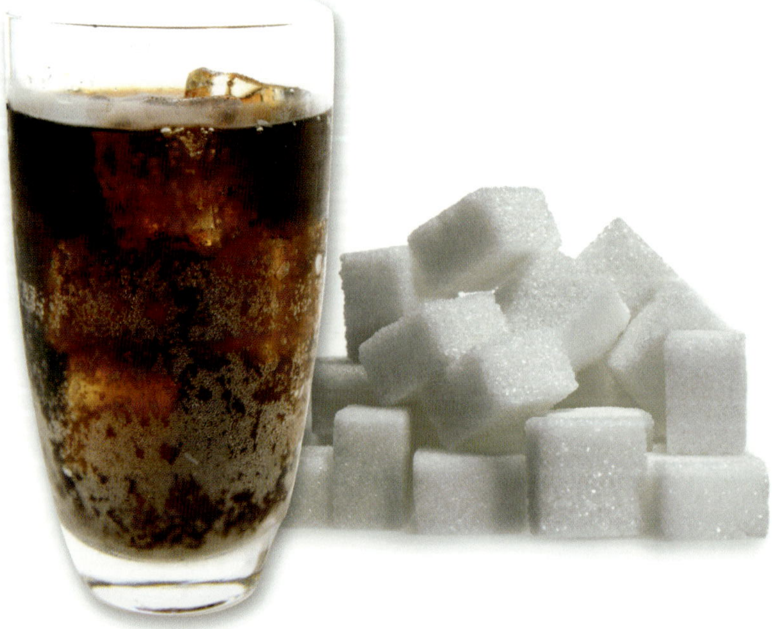

Fruchtnektare und Fruchtsaftgetränke
... sind verdünnte Fruchtsäfte mit Zuckerzusatz. Sie sind qualitativ nicht mit Fruchtsäften vergleichbar!

Alkoholische Getränke schlagen nicht unbedingt über den Zucker zu Buche (manche aber auch), sondern über den Alkoholgehalt. Ein Gramm Alkohol liefert fast doppelt so viele Kalorien wie ein Gramm Zucker! Außerdem blockiert Alkohol die körpereigene Fettverbrennung, da Alkoholkalorien bevorzugt verbrannt werden. Alkoholische Getränke sind zum Abnehmen nicht zu empfehlen. Ein Gläschen Wein oder Bier am Abend ist als Ausnahmefall erlaubt. Trinken Sie es ganz bewusst und genießen Sie es. Beschränken Sie sich auf ein Glas und lassen Sie das nicht zur Gewohnheit werden.

Light-Getränke

Bei den sogenannten Light-Getränken ist der Zucker meistens durch Süßstoff ersetzt. Damit liefern sie keine Energie. Jedoch haben verschiedene Studien gezeigt, dass der Körper vieler Menschen auf den Süßgeschmack reagiert und daraufhin Insulin ausschüttet. Da aber gar kein erhöhter Blutzuckerspiegel vorliegt, fällt der Blutzuckerspiegel durch das Insulin unter seinen Soll-Wert. Die Folge ist Heißhunger! Beachten Sie: Wenn Sie nach dem Genuss von Light-Getränken Hunger bekommen, sollten Sie lieber darauf verzichten oder diese nur zu Mahlzeiten trinken.

Kaffee, Schwarzer und Grüner Tee

Lange Zeit als Flüssigkeitsräuber verschrien, dürfen Kaffee, sowie Schwarzer und Grüner Tee heute zur täglichen Flüssigkeitszufuhr gerechnet werden. Die Verluste sind individuell sehr unterschiedlich und werden meist schnell wieder kompensiert. Wegen der anregenden Wirkung auf das Herz-Kreislaufsystem sollten es aber nicht mehr als drei bis vier Tassen pro Tag sein.

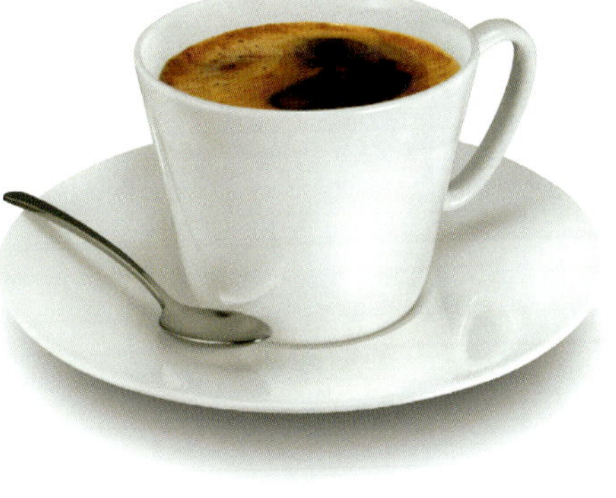

Wellness-Drinks

Sie sollen nicht nur den Durst löschen, sondern versprechen darüber hinaus Wohlbefinden und Gesundheit. Der Begriff ist jedoch nicht klar definiert und die Inhaltsstoffe sind ebenso vielfältig wie die Versprechungen. Oft enthalten sie viel Zucker, künstliche Aromen und Farbstoffe. Achten Sie beim Kauf auf die Zutatenliste und Nährwertangaben.

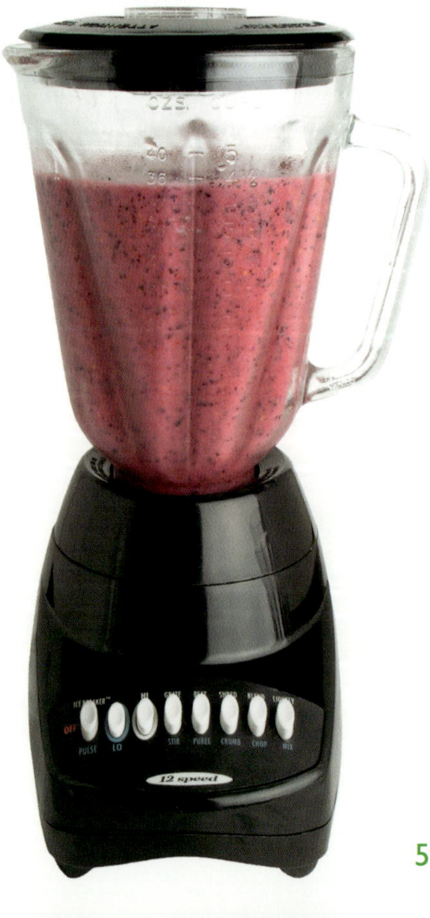

Smoothies

Die sogenannten Smoothies werden aus ganzen Früchten hergestellt – diese werden lediglich geschält, von Kernen befreit und püriert. Im Gegensatz dazu besteht ein normaler Fruchtsaft nur aus dem Saft ausgepresster Früchte. Die Zusammenstellung variiert sehr stark, denn der Begriff „Smoothie“ ist im Lebensmittelrecht nicht genau definiert. Viele Smoothies bestehen aus verschiedenen Fruchtmischungen, manche werden auch mit Joghurt oder Milch gemixt. Ein guter Smoothie enthält keine Farb- oder Konservierungsstoffen sowie zusätzlichen Zucker. Auf der einen Seite sind Smoothies wertvoller als Fruchtsäfte, da sie mehr Vitalstoffe enthalten. Andererseits jedoch enthalten sie sehr viel (fruchteigenen) Zucker und damit Kalorien. Sie sind daher kein Getränk zum Durstlöschen, sondern eher eine kleine Mahlzeit. Frisches Obst ist auf jeden Fall empfehlenswerter!

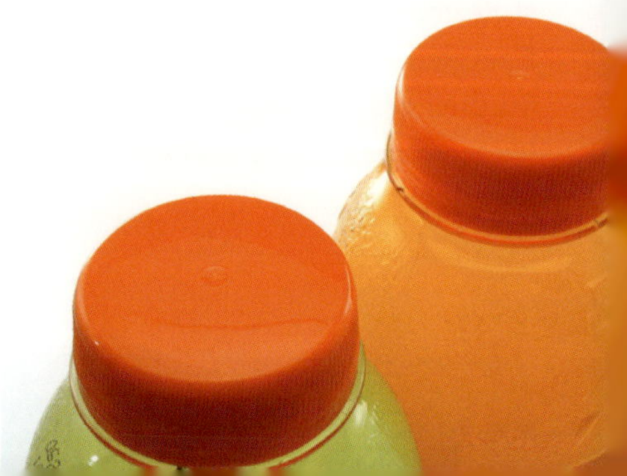

	statt …	lieber
Morgens	Kaffee Latte (350 ml) 180 kcal 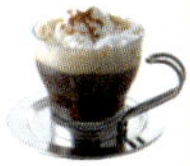	Kaffee, schwarz 0 kcal 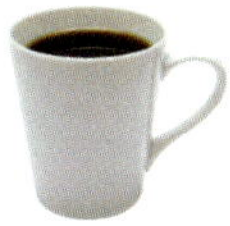
Vormittags	Orangensaft (0,2 l) 94 kcal 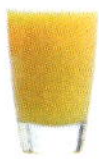	Grüner Tee 0 kcal 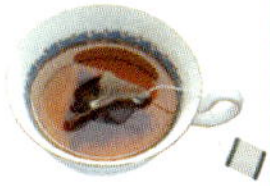
Mittags	Apfel-saftschorle (250 ml) 63 kcal 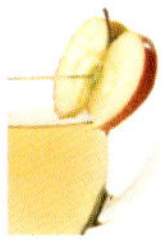	Mineral-wasser 0 kcal 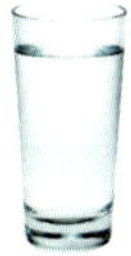
Nachmittags	Kaffee Latte (350 ml) 180 kcal 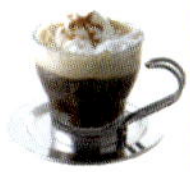	Doppelter Espresso 0 kcal 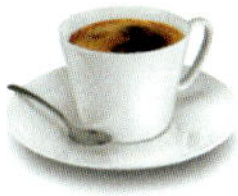
Abends	Glas Weißbier (500 ml) 215 kcal 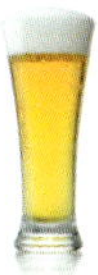	Glas Rot-weinschorle (250 ml) 83 kcal 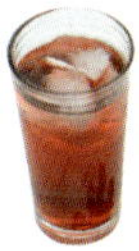
Partytime	Glas Caipirinha (300 ml) 323 kcal 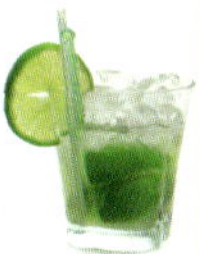	Glas Rotwein (250 ml) 165 kcal 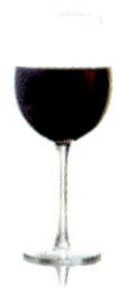
Kalorien gesamt	**990 kcal**	**151 kcal**

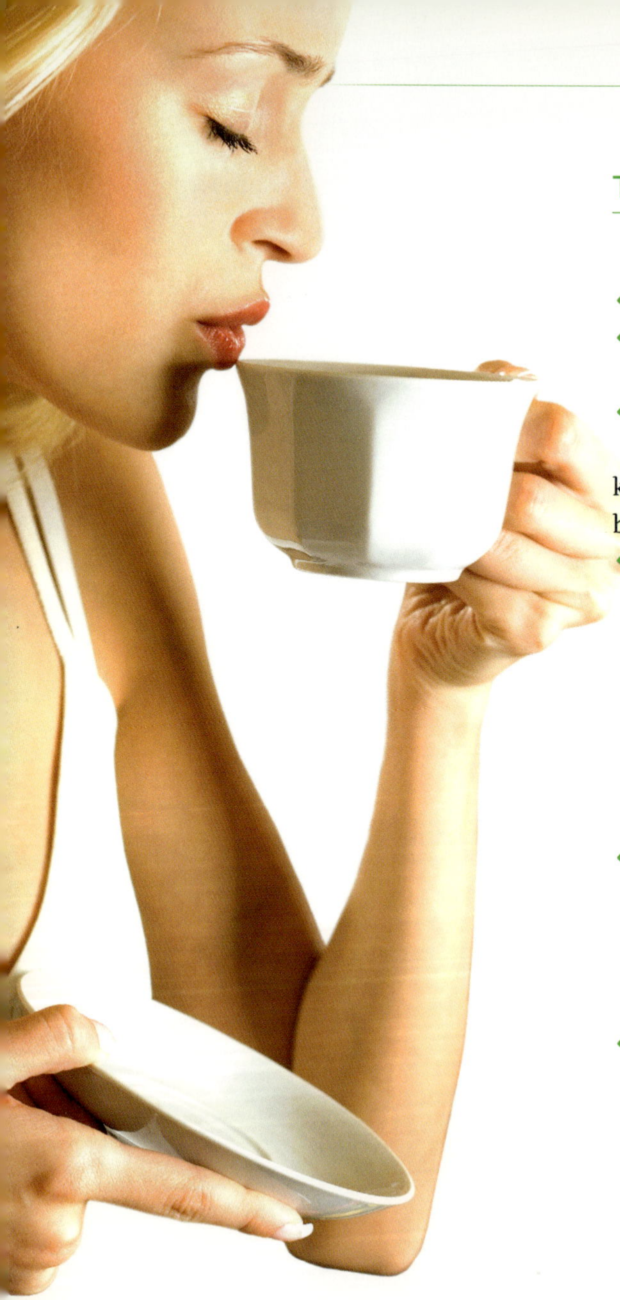

Trink-Tipps

Wenn Sie

- das Trinken oft vergessen,
- keinen Überblick haben, ob Sie genug getrunken haben,
- nur wenig Durst haben

können Sie sich mit folgenden Tricks behelfen:

- Stellen Sie sich die Tagesportion an Getränken jeden Morgen an einer bestimmten Stelle in Ihrer Wohnung bereit. Entweder in Flaschen, einer Teekanne oder auch einem Wasserkrug. Bis zum Abend muss alles ausgetrunken sein.
- Stattdessen können Sie sich auch die entsprechende Anzahl leerer Gläser bereitstellen (messen Sie vorher einmal aus, wie viel hineinpasst).
- Entwickeln Sie Trinkrituale: zum Beispiel jede Stunde ein Glas (wenn Sie das vergessen, können Sie sich auch den Wecker stellen).

- Verknüpfen Sie das Trinken mit etwas Positivem, zum Beispiel fünf Minuten Arbeitspause.
- Stellen Sie sich ein Glas Wasser an Ihren Arbeitsplatz und trinken Sie immer wieder ein paar Schlückchen.

Genießer-Tipps: Machen Sie Trinken zu einem sinnlichen Erlebnis

- Wählen Sie Trinkgefäße aus, die Ihnen gefallen, die sich in der Hand gut anfühlen.
- Lauschen Sie dem angenehmen Gluckern, wenn Sie das Glas befüllen.
- Riechen Sie an Ihrer Tasse mit Tee und nehmen Sie das duftende Aroma wahr.
- Betrachten Sie das Wasser in einem schönen Glas, beobachten Sie die Kohlensäureperlen, die langsam aufsteigen.
- Genießen Sie die erfrischende Flüssigkeit, spüren Sie, wie sie Ihren Hals hinunter rinnt, in Ihre Zellen strömt und diese belebt.

Trinkplan für zwei Liter

Zum Frühstück	1 Tasse Kaffee (150 ml) 1 Glas Wasser (200 ml)
Zwischendurch	1 Glas Wasser (200 ml) 1 große Tasse Früchtetee (200 ml)
Mittag	1,5 Glas Wasser (300 ml)
Nachmittags	1 Tasse Kaffee (150 ml) 1 große Tasse Kräutertee (200 ml)
Abendessen	1 Glas Saftschorle (200 ml) 1 Glas Wasser (200 ml)
Abend	1 große Tasse Kräutertee (200 ml)

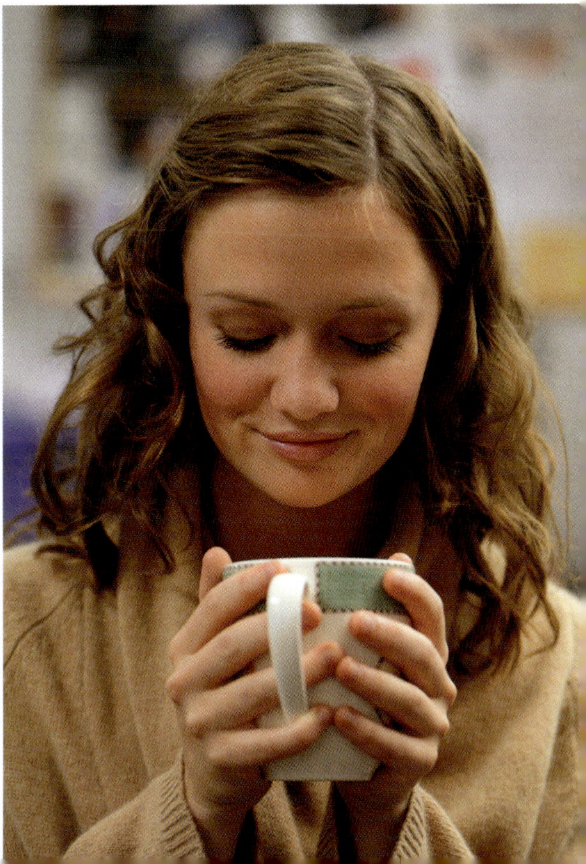

Regel 2: Essen Sie 5 Mahlzeiten am Tag

Immer wieder wird die Frage gestellt, wie viele Mahlzeiten am Tag sinnvoll sind. amapur empfiehlt: Fünf Mahlzeiten am Tag! Das bedeutet:

- drei Hauptmahlzeiten (Frühstück, Mittagessen, Abendessen)
- zwei Zwischenmahlzeiten (vormittags, nachmittags)

Dieses Mahlzeitenschema hat eine Vielzahl von Vorteilen.

Verdauungsorgane

Die Verdauungsorgane werden durch fünf Mahlzeiten geschont. Zwar werden sie regelmäßig gefordert, aber jedes Mal nur mit kleinen Mengen. Die Nahrungszufuhr kommt nicht in Riesenportionen, die dann bewältigt werden müssen.

Blutzucker

Eine regelmäßige Nahrungszufuhr führt zu einem gleichmäßigen Einstrom von Zucker/Glukose ins Blut. Der Zucker wird in kleinen Einheiten über den Tag verteilt zugeführt. Damit erfährt der Blutzuckerspiegel nur kleine Schwankungen und pendelt sich schneller auf die Normalkonzentration ein. Dafür sind dann nur geringere Mengen Insulin nötig, sodass auch die Bauchspeicheldrüse geschont wird.

Hunger

Wenn Sie zwischen den drei Hauptmahlzeiten jeweils einen kleinen Snack einschieben, vermeiden Sie einen Blutzuckerabfall und Hunger. Sie sind ausgeglichener, ruhiger und konzentrierter.

Gewicht

Es gibt Untersuchungen, die zeigen, dass regelmäßige kleine Mahlzeiten helfen, das Gewicht auf Dauer zu stabilisieren.

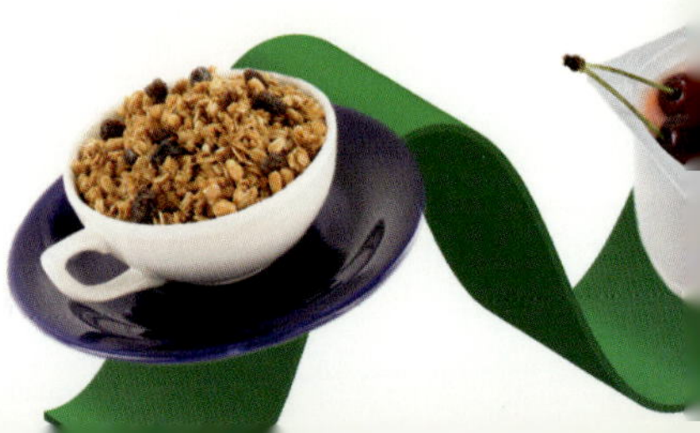

Tagesbeispiel

7–8 Uhr	Frühstück
11 Uhr	Snack
13 Uhr	Mittagessen
16–16.30 Uhr	Imbiss
19–20 Uhr	Abendessen

Natürlich sind das keine fest vorgeschriebenen Uhrzeiten, sondern nur Vorschläge. Richten Sie sich Ihren Tag so ein, dass Sie sich damit wohlfühlen!

Essen Sie regelmäßig, lassen Sie keine Mahlzeit aus.
Nehmen Sie sich Zeit zum Essen und genießen Sie!

Regel 3: Frühstücken Sie

Das Frühstück ist eine besonders wichtige Mahlzeit, denn es füllt die Energiespeicher, die im Laufe der Nacht aufgebraucht wurden. Es liefert neue Energie für den Tag und ermöglicht den optimalen Tagesstart!

Warum ist Frühstücken wichtig?

Verschiedene Studien zeigen einen Zusammenhang zwischen Frühstück und geistiger Leistungsfähigkeit. Vieles weist darauf hin, dass das Frühstück die Hirnleistung positiv beeinflusst.

Über die Zufuhr von Energie und Nährstoffen werden beispielsweise Blutglukosespiegel, Insulinspiegel und die Menge an gebildeten/ausgeschütteten Neurotransmittern – und damit auch die Hirnfunktion – verändert. Vermutlich spielen dabei sowohl die Menge als auch die Zusammensetzung des Frühstücks eine Rolle.

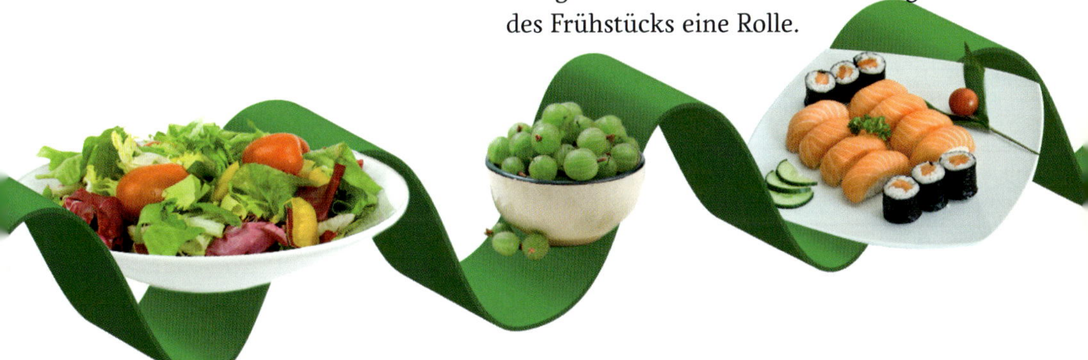

Die Versuchsergebnisse

- Personen, die gefrühstückt haben, schnitten in einigen Testbereichen besser ab. Sie zeigten sich leistungsfähiger, reaktionsschneller und ermüdeten langsamer.
- Ein größeres Frühstück (über 20 Prozent der Tagesenergie) steigerte die Kreativität und das Kurzzeitgedächtnis gegenüber einem sparsameren Frühstück (unter 10 Prozent der Tagesenergie). Auf der anderen Seite jedoch wirkte sich das größere Frühstück negativ auf die Konzentrationsfähigkeit aus.

Das bedeutet für Sie: Schaffen Sie durch ein ausgewogenes Frühstück optimale Voraussetzungen für eine gute Hirnleistung!

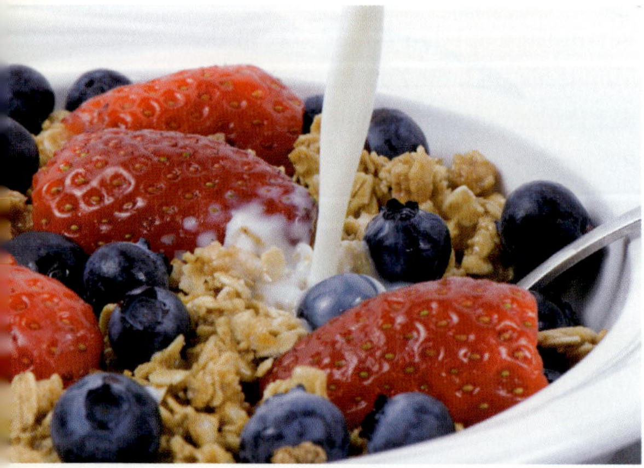

Außerdem: Menschen, die frühstücken, können laut Studien eher ihr Gewicht stabilisieren!

Wie sieht ein gutes Frühstück aus?

Ein vollwertiges Frühstück besteht aus vier Bausteinen:

1. Getreideprodukt
Zum Beispiel eine Scheibe Brot oder ein Brötchen oder eine Portion Getreideflocken/Müsli. Am besten in Vollkornqualität. Achten Sie beim Müsli darauf, dass kein Zucker zugesetzt wurde.

2. Milchprodukt
Zum Beispiel ein Glas Milch/Kakao oder eine Scheibe Käse oder ein Becher Joghurt. Wählen Sie dabei die fettarmen Varianten aus.

3. Obst
Zum Beispiel eine Banane oder ein Apfel oder eine Orange oder eine Birne. Es kann gerne auch etwas mehr Obst sein.

4. Getränk
Zum Beispiel eine Tasse Tee/Kaffee oder ein Glas Wasser. Es kann gerne auch mehr sein.

Mixen Sie Ihr Müsli einfach selbst (ca. 137 kcal pro 30 Gramm Portion)

Weitere gesunde Frühstücksideen finden Sie im Rezeptteil, ab Seite 130.

- 500 g Haferflocken
- 75 g Leinsamen
- 50 g Sonnenblumenkerne
- 50 g Sesamsamen
- 100 g Kokosraspeln
- 100 g Öl
- 3–4 EL Zucker
- 4 EL Wasser
- 1 TL Salz
- 100 g Rosinen
- Zimt oder Vanillezucker

Haferflocken, Leinsamen, Sonnenblumenkerne, Sesam und Kokosraspeln entweder in einer Pfanne auf dem Herd oder auf dem Blech im Ofen bei 150 bis 180 Grad rösten. Öl, Zucker, Wasser, Salz, Rosinen, Zimt in einer Schüssel verrühren und die warmen Zutaten darunter mischen. Die Mischung fest in die Schüssel pressen, sodass Klumpen entstehen können. Erkalten lassen und luftdicht aufbewahren.

Ungesundes Frühstück

Produkte aus raffiniertem Mehl mit wenig Ballaststoffen und viel Zucker.

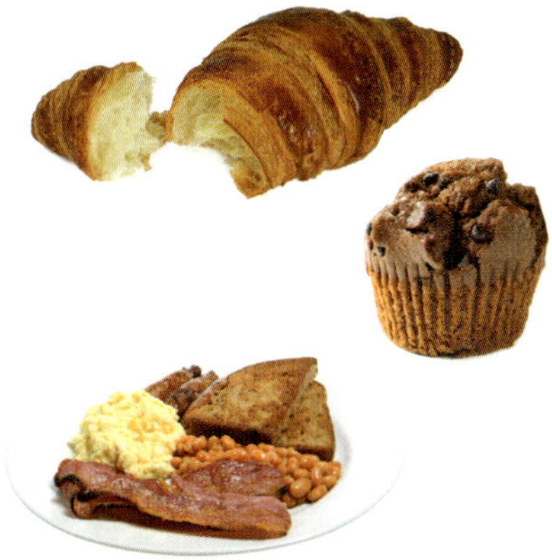

Gesundes Frühstück

Vollkornprodukte kombiniert mit hochwertigem Eiweiß und Vitaminen.

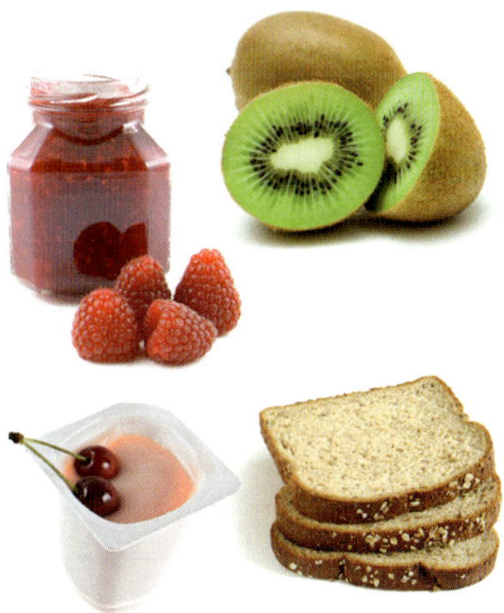

Regel 4: Essen Sie bunt

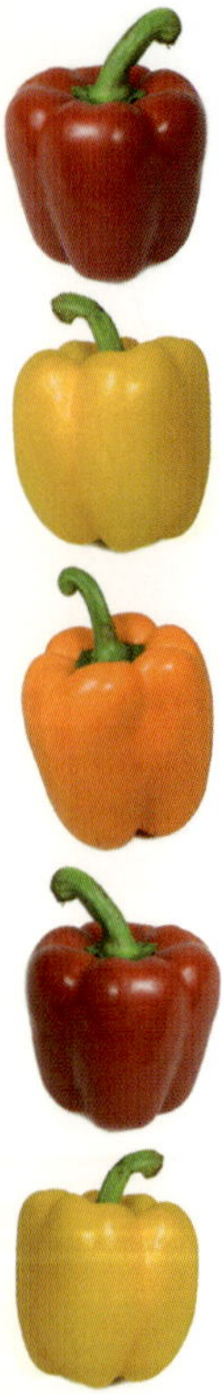

5 Paprikaschoten = ca. 225 kcal

Rot, grün, gelb, orange, lila, ...
welche Lebensmittelgruppe ist so farbenfroh? Richtig, es geht um Obst und Gemüse, die besten Fitmacher überhaupt. Sie machen satt, enthalten wenig Energie und liefern viele Vitalstoffe: Vitamine, Mineralstoffe, sekundäre Pflanzenstoffe und Ballaststoffe. Obst und Gemüse ist die wichtigste Lebensmittelgruppe, wenn Sie abnehmen wollen, und Sie sollten jeden Tag mehrere Portionen davon essen.

Achten Sie dabei auf Abwechslung beim Essen, probieren Sie immer wieder Neues aus, schauen Sie auf Ihren Teller, ob er wirklich bunt gefüllt ist.

Kaum ein anderes Lebensmittel hat so wenige Kalorien wie Obst und Gemüse. Denn die meisten Sorten (bis auf wenige Ausnahmen) bestehen überwiegend aus Wasser. Trotzdem sättigen sie optimal, da sie viel Volumen und Ballaststoffe mit sich bringen.

Außerdem haben Obst und Gemüse ein ideales Verhältnis von wertvollen Nährstoffen zu Energie. Eine kleine Einschränkung ist in Bezug auf Obst zu treffen, denn manche Obstsorten enthalten viel Zucker und damit auch wieder mehr Kalorien, zum Beispiel Bananen oder Weintrauben.

Ideal: Pro Tag zwei Portionen Obst und drei oder mehr Portionen Gemüse!

Vitamine

Vitamine sind organische Verbindungen, die der Körper für eine Vielzahl ganz unterschiedlicher Stoffwechselvorgänge benötigt, zum Beispiel bei der Sehkraft, Zellbildung, Blutgerinnung, Blutbildung, Knochenstabilität, Enzymfunktionen und vielen weiteren. Da der Körper die Vitamine nicht selbst herstellen kann, ist er auf die Zufuhr durch die Nahrung angewiesen. Sie kommen sowohl in tierischen als auch pflanzlichen Lebensmitteln vor.

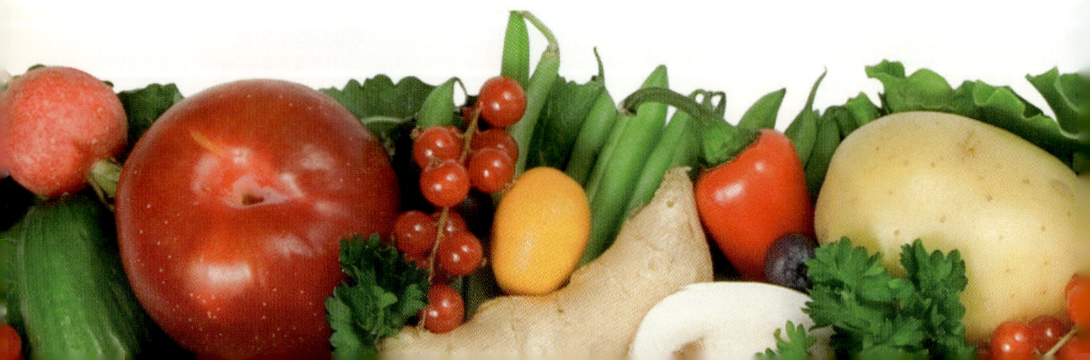

Mineralstoffe und Spurenelemente

Hierbei handelt es sich um anorganische Substanzen, die ebenfalls mit der Nahrung zugeführt werden müssen, da der Körper sie nicht selbst bilden kann. Die Funktionen im Körper sind äußerst vielschichtig, beispielsweise treten Mineralstoffe als Bestandteil von Hormonen auf, als Regulatoren des Wasserhaushalts oder auch als Überträger von Nervenreizen.

Zu dieser Stoffgruppe gehören Natrium, Kalium, Kalzium, Jod und Magnesium – um nur einige zu nennen.

Sekundäre Pflanzenstoffe

Wie schon der Name sagt – sie kommen nur in Pflanzen vor. Dort dienen sie als Wachstumsregulatoren, Boten- und Schutzstoffe sowie der Farbgebung. Der Mensch kann sie schmecken, riechen, sehen und fühlen: Sie machen die Möhre orange, die Weintraube blau, den Meerrettich scharf und lösen bei der Zwiebel Tränen aus.

Dabei spielen wohl an die 10.000 verschiedene Verbindungen eine Rolle. Zwar werden sie nicht als lebensnotwendig eingestuft, jedoch gibt es eine Reihe gesundheitsfördernder Wirkungen, die man den sekundären Pflanzenstoffen zuschreibt:

- **antioxidativ:** Einige sekundäre Pflanzenstoffe können freie Radikale abfangen. Das sind hoch aggressive Verbindungen, die durch normale Stoffwechselprozesse, aber auch durch Stress, Zigarettenrauch und UV-Strahlung entstehen.
- **antikanzerogen:** Manche dieser Verbindungen spielen eine schützende Rolle bei der Krebsentstehung – die genauen Wechselwirkungen sind nicht eindeutig geklärt.
- **antimikrobiell:** Zahl und Aktivität von Krankheitserregern werden vermindert. Besonders bekannt sind hierfür Zwiebeln und Knoblauch.

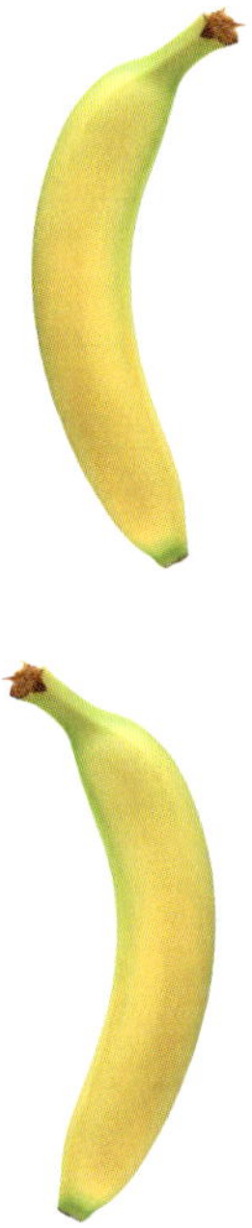

2 Bananen = ca. 228 kcal

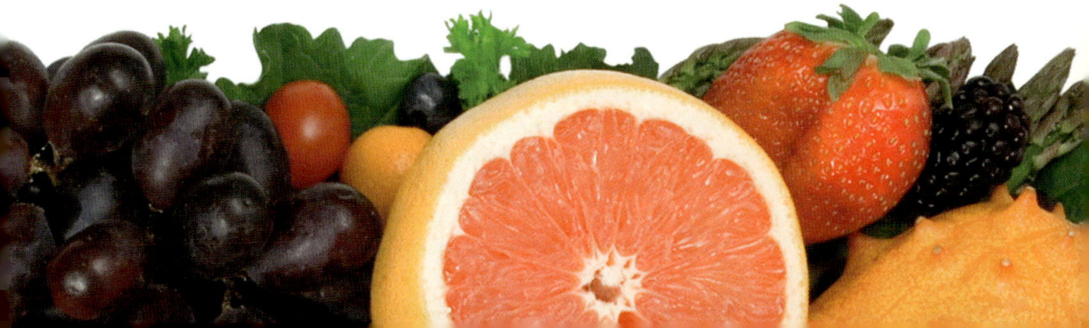

Ballaststoffe

Ballaststoffe kommen fast nur in pflanzlichen Lebensmitteln vor. Dort sind sie Bestandteil von Gerüstsubstanzen (Zellwände), Nährstoffspeicher oder Schutzstoffe. Sie können von den menschlichen Verdauungsenzymen nicht aufgeschlossen und somit nicht verdaut werden – daher wurden sie früher als „Ballast" bezeichnet. Auch wenn der Name geblieben ist, mittlerweile hat man die Wirkungen der Ballaststoffe im Körper erkannt und empfiehlt sogar, möglichst viel davon zu essen, denn:

- **Ballaststoffe sättigen:**
  Sie binden viel Wasser, das heißt, sie quellen auf, vergrößern ihr Volumen und haben damit einen sättigenden Effekt. Damit die Ballaststoffe optimal quellen können, brauchen sie ausreichend Flüssigkeit. Denken Sie vor allem bei ballaststoffreicher Kost daran, viel zu trinken.
- **Ballaststoffe entlasten den Blutzuckerspiegel:**
  Wird Zucker in Verbindung mit Ballaststoffen aufgenommen, kann der Zucker nicht so einfach und schnell resorbiert werden. Die Enzyme müssen sich erst mal durch die Ballaststoffe kämpfen, bevor sie an den Zucker herankommen. Die Aufnahme des Zuckers ins Blut wird also verlangsamt, der Blutzuckeranstieg nach dem Essen fällt geringer aus, der Zucker-einstrom ins Blut ist gleichmäßiger. Dadurch bleibt der Blutzuckerspiegel konstanter, die Bauchspeicheldrüse wird entlastet und Sie bleiben länger satt.
- **Ballaststoffe verbessern die Verdauung:**
  Auch im Darm binden sie Wasser, machen den Stuhl damit weicher und gleitfähiger und regen gleichzeitig die Darmtätigkeit an.

Obst und Gemüse, Getreide sowie Hülsenfrüchte sind reich an Ballaststoffen.

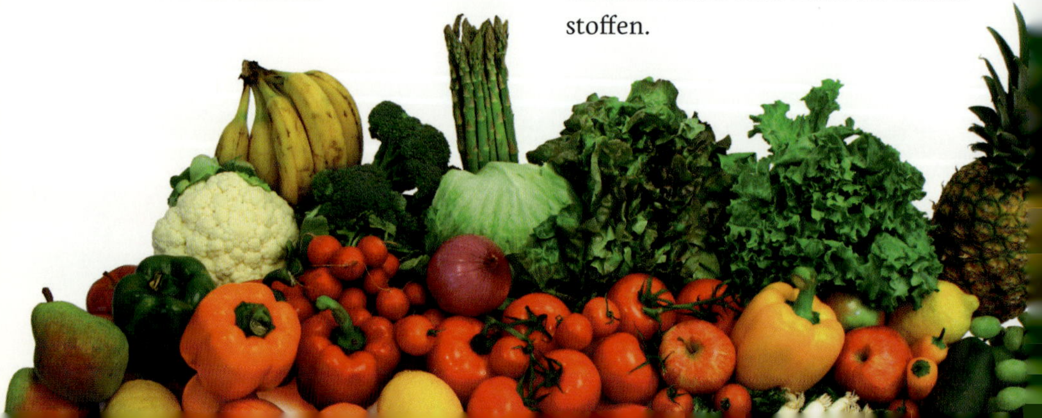

Lebensmittel	Ballaststoffgehalt (Gramm, gerundet) pro 100 Gramm
Feigen, roh	5
Heidelbeeren	5
Himbeeren	5
Erbsen, gekocht	4
Mais	4
Rosenkohl, gekocht	4
Paprika roh/gedünstet	4
Johannisbeeren	4
Möhren, roh	3
Birnen	3
Brombeeren	3
Bohnen, gekocht	3
Weißkohl, roh	3
Blumenkohl, gekocht	3
Lauch	2
Apfel, ungeschält	2
Tomaten, roh	1

Quelle: Die große GU-Nährwert-Tabelle, Gräfe und Unzer, 2006/7

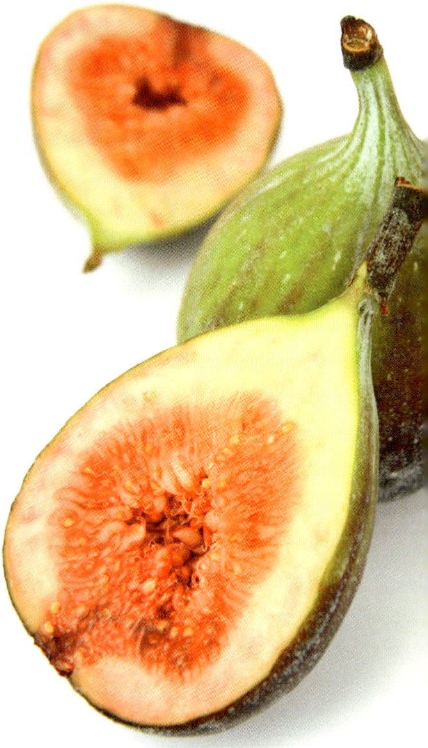

Bei der Umstellung auf ballaststoffreiche Kost kann es zu Blähungen kommen, bis der Darm sich daran gewöhnt hat.

Pro Tag werden 30 g Ballaststoffe empfohlen. Wie Sie diese ganz leicht erreichen, können Sie im Kapitel „Qualität statt Quantität“ lesen.

Tipps:

- Essen Sie so viel Gemüse, wie Sie wollen!
- Essen Sie auch viel Obst – wegen des Zuckergehalts reichen zwei bis drei Portionen pro Tag.
- Ballaststoffe, Vitamine und sekundäre Pflanzenstoffe sitzen in oder dicht unter der Schale. Essen Sie Obst also auch ungeschält (gut waschen und abreiben!).
- Wenn Sie Obst/Gemüse schälen, entfernen Sie die Schale möglichst dünn.
- Kaufen Sie am besten saisonal und regional ein. Das heißt, Produkte aus der Region und zum Zeitpunkt ihres natürlichen Wachstums – also Erdbeeren im Sommer und Kohl im Winter.
- Sie können auch Tiefkühlobst und -gemüse verwenden. Achten Sie aber darauf, dass die Produkte „natur", also nicht mit Zucker oder Fettsoßen angereichert sind.
- Einfach und zeitsparend auf Vorrat gekocht: Machen Sie sich Obstkompott und frieren es portionsweise ein. Dann haben Sie immer schnell eine Obstration, auch zum Mitnehmen ins Büro, zur Hand.
- Haben Sie schon einmal Trockenobst probiert? Mittlerweile gibt es viele verschiedene Sorten. Ab und zu eine Hand voll gegessen, ist es eine prima Ergänzung. Aber bitte nicht mehr, denn durch den Wasserentzug ist der Zuckergehalt sehr hoch.

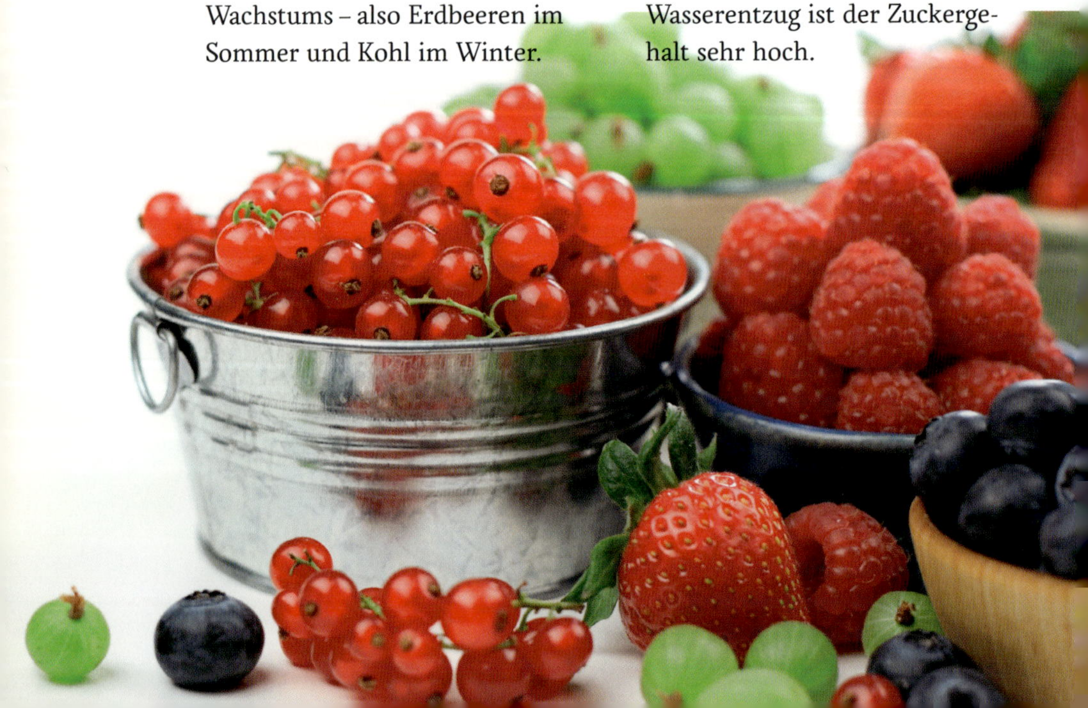

Regel 5: Essen Sie Qualität statt Quantität

Achten Sie nicht nur darauf, wie viel Sie essen, sondern *was* Sie essen. Es gibt sehr große Unterschiede bei der Qualität der Lebensmittel. Damit sind die rein „ernährungsphysiologische" Qualität und die Wirkung im Körper gemeint. Darüber hinaus gibt es noch eine Reihe anderer qualitativer Aspekte.

Qualitativ hochwertig sind Lebensmittel mit vielen Nährstoffen, die

- positive Effekte im Körper auslösen,
- präventiv wirken,
- essenziell sind – das heißt, dass der Mensch sie mit der Nahrung aufnehmen muss, da der Körper sie nicht selbst herstellen kann.

Qualitativ weniger hochwertig sind Lebensmittel mit Nährstoffen die hauptsächlich

- Energie liefern.

Wenn Sie auf Gesundheit, Wohlbefinden und Gewicht achten wollen, sind besonders die Lebensmittel von Bedeutung, die viele wertvolle Nährstoffe und gleichzeitig wenig Energie liefern. Sie haben in jeder Lebensmittelgruppe die Wahl – wollen Sie die Dinge essen, die schnell und billig satt machen oder die, die Qualität liefern und Ihren Körper mit wichtigen Nährstoffen versorgen? Wenn Sie auf Qualität beim Essen achten und Ihre Nahrungsmittel nicht nur nach den Kriterien „macht satt" und „schmeckt" auswählen, sondern nach qualitativen Aspekten, werden Sie automatisch Ihr Gewicht stabilisieren.

Wir stellen Ihnen einige Kriterien vor, mit denen Sie die Lebensmittel besser beurteilen können.

Ein Beispiel: Es ist nicht sinnvoll, das gute Öl im Salat wegzulassen und durch fettarmen Joghurt zu ersetzen, um dann nachmittags die eingesparten Fettkalorien in Form von Süßigkeiten zu sich zu nehmen. Denn Öl liefert sehr wertvolle Nährstoffe – im Gegensatz zu Süßigkeiten.

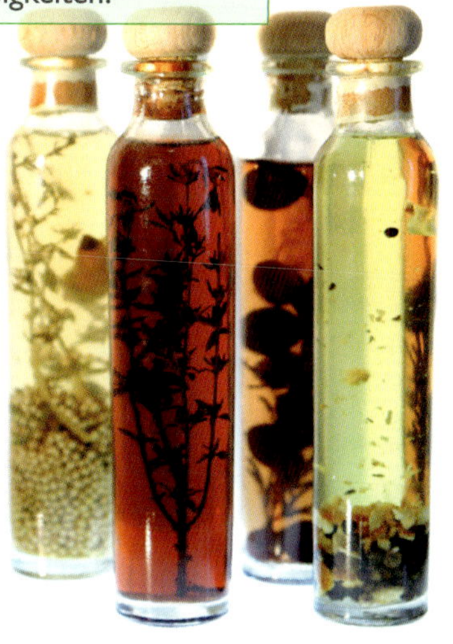

Vollkorn geht vor

Es geht noch einmal um das Thema Ballaststoffe. Über die vielfältigen, positiven Wirkungen der Ballaststoffe haben Sie bereits im Kapitel „Essen Sie bunt“ gelesen.

Getreide und Getreideprodukte können Sie in unterschiedlichen Qualitäten erhalten: Entweder wurde das Getreidekorn vor der Verarbeitung geschält (Weißmehlprodukt) oder es wurde das ganze Korn verwendet (Vollkornprodukt). Da die Schale zum größten Teil aus Ballaststoffen besteht und zudem viele Vitamine und Mineralstoffe direkt unter der Schale stecken, sind Vollkornprodukte besonders wertvoll.

> **Fragen Sie nach**
> Mehrkorn heißt nicht Vollkorn. Brötchen mit ein paar aufgestreuten Körnern sind nicht zwangsläufig aus Vollkorn. Ebenso wird dunkles Brot häufig mit Malz eingefärbt.

Zum Vergleich:

- 100 Gramm Weißmehl enthält 4,0 Gramm Ballaststoffe
- 100 Gramm Vollkornmehl enthält 11,7 Gramm Ballaststoffe

Bei folgenden Lebensmitteln haben Sie die Wahl zwischen Vollkorn- oder Weißmehl:

- Brot, Brötchen, Toast, Knäckebrot
- Gebäck
- Getreide (Weizen, Roggen, Hafer, Hirse, usw.)
- Getreideflocken (zum Beispiel Hafer-, Hirseflocken)
- Müsli
- Nudeln
- Reis
- Mehl

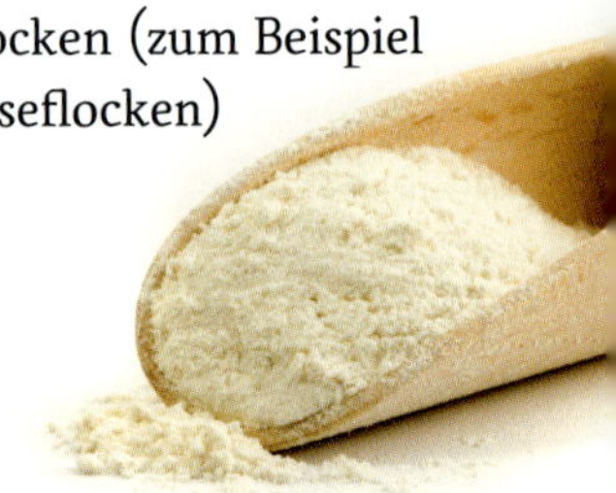

Bei Mehl gibt es nicht nur Weißmehl und Vollkornmehl, sondern auch verschiedene Mischvarianten. Orientieren Sie sich an der aufgedruckten Mehltype – je höher die Ziffer ist, umso höher ist der Ballaststoffanteil.

Bei Weizen variiert die Mehltype zwischen 405 (Weißmehl) und 1.700, bei Roggen zwischen 815 und 1.800. Vollkornmehl hat keine Typenbezeichnung, da das volle Korn verwendet wird.

> Wenn Sie Vollkorn pur nicht mögen – wählen Sie eine mittlere Mehltype für Ihre Backwaren.

Ballaststoffplan für einen Tag (Beispiel)

	Lebensmittel	**Ballaststoff-gehalt (Gramm)**
1. Frühstück	1,5 Scheiben Weizen-mischbrot (100 g)	5
2. Frühstück	1 Schüssel Heidelbeeren (100 g)	5
Mittagessen	4 Kartoffeln (250 g)	4
	Bohnen (150 g)	5
Zwischenmahlzeit	1 Möhre (70 g)	2,5
Abendessen	1,5 Scheiben Roggen-vollkornbrot (100 g)	8
	1 Portion Blattsalat (30 g)	0,5
	Summe	**30 g**

Quelle: Die große GU-Nährwert-Tabelle, Gräfe und Unzer, 2006/7

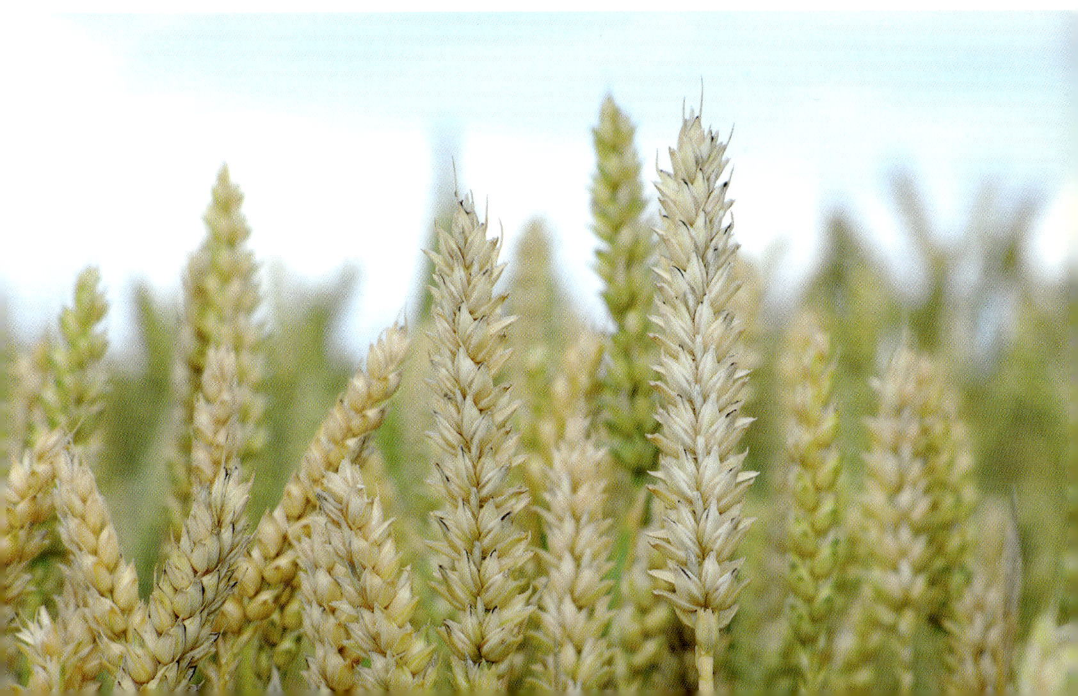

Zucker sparsam verwenden

Zucker ist nicht grundsätzlich schlecht. Das Gehirn ist sogar auf Zucker angewiesen – es verbraucht jeden Tag circa 120 Gramm Glukose. Zucker bringt aber auch einige Nachteile mit sich:

- Zucker selbst enthält keine Vitalstoffe. Meist sind zuckerreiche Lebensmittel auch vitalstoffarm.
- Zucker enthält viele Kalorien (vier Kilokalorien pro Gramm Zucker).
- Zucker gelangt sehr schnell vom Darm ins Blut und führt zu einem raschen und starken Blutzuckeranstieg. Dies führt zu einer hohen Insulinausschüttung sowie folgender Unterzuckerung und Hunger (siehe Seite 32).
- Zucker ist ein wesentlicher Faktor bei der Kariesentstehung.
- Zuckerreiche Lebensmittel enthalten oft viel Fett.

Wo sind Zucker-Fallen?

Zucker ist in vielen Lebensmitteln versteckt – zunächst natürlich in allem, was süß schmeckt wie Kekse, Bonbons, Schokoriegel oder Kuchen. Aber auch in vermeintlich „gesunden" Lebensmitteln finden sich oft große Zuckermengen, zum Beispiel in Obstkonserven, Kinderschnitten und Müslis.

Viel Zucker verbirgt sich auch in Getränken – und das ist besonders tückisch, da von Getränken oft in sehr kurzer Zeit sehr große Mengen aufgenommen werden, was zu einem regelrechten Zuckeransturm im Blut führt.

Auch einige Obstsorten sind sehr zuckerreich. Trotzdem gehört Obst zu den Top-Fitmachern, da es gleichzeitig viele Vitalstoffe enthält. Wenn Sie abnehmen möchten, beschränken Sie sich auf zwei Portionen Obst pro Tag.

Eine Übersicht über Zucker-Fallen gibt die folgende Tabelle.

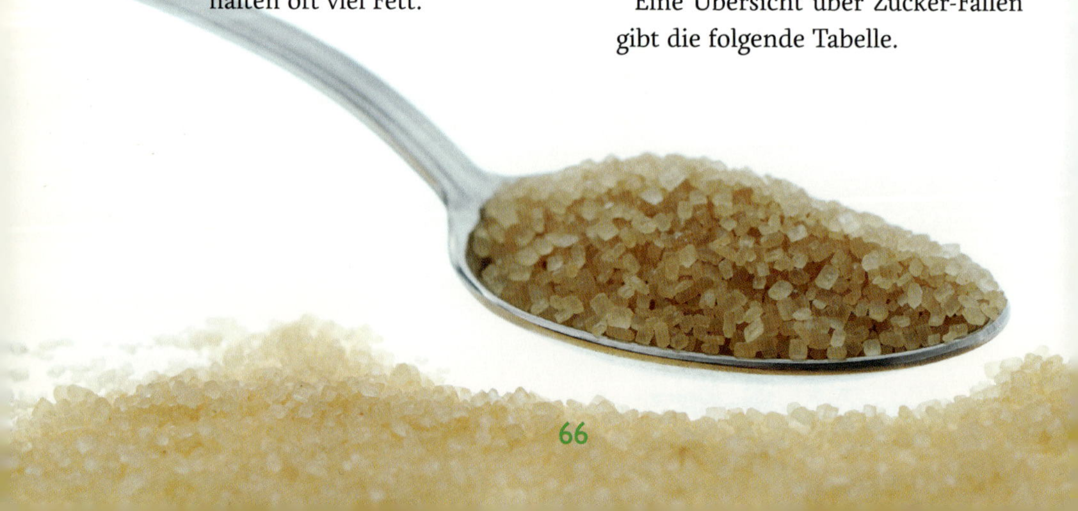

Beispiele für zuckerreiche Lebensmittel

Naschereien: Kekse, Gummibären, Bonbons, Lutscher, Kuchen/Torten, Schokoriegel, Nuss-Nougat-Cremes, Schokolade
Brotaufstriche: Apfeldicksaft, Rübenkraut, Marmelade, Honig
Snacks: Kinderschnitten, Obstkonserven, Müsliriegel
Milchprodukte: Früchtequark, Joghurtdrinks, Fruchtjoghurts, Milch-Shakes
Getränke: Eistee, Malzbier, Limonaden, Cola-Getränke, Likör, lieblicher Wein, Kakaomischungen, Alcopops, Wellness-Drinks, Fruchtsäfte, Fruchtnektare, Fruchtsaftgetränke, Sportler-Drinks, Energy-Drinks
Sonstiges: Cornflakes, Fertigsuppen, Ketchup, Dressings, fertige Delikatesssalate, Fertigsoßen, Trockenfrüchte, Müsli

Wie kommen Sie dem Zucker auf die Spur?

Einen ersten Hinweis, ob ein Lebensmittel Zucker enthält, finden Sie bei abgepackten Lebensmitteln in der Zutatenliste. Diese muss auf der Verpackung abgedruckt sein und führt alle enthaltenen Zutaten auf. Dabei stehen die Zutaten mengenmäßig in absteigender Reihenfolge – das heißt: Zutaten, die in großer Menge beigefügt wurden, stehen zu Beginn der Liste. Wenn nur wenig einer Zutat enthalten ist, steht diese am Ende der Liste.

Hier können Sie also schon erkennen, ob überhaupt Zucker enthalten ist und eine erste Abschätzung machen, welchen Anteil der Zucker am Gesamtlebensmittel ausmacht.

Zucker trägt viele Namen – in der Zutatenliste können auch folgende Begriffe auftauchen: Saccharose, Glukose, Maltose, Fruktose, Laktose, Dextrose, Maltodextrin, Glukosesirup, Invertzucker.

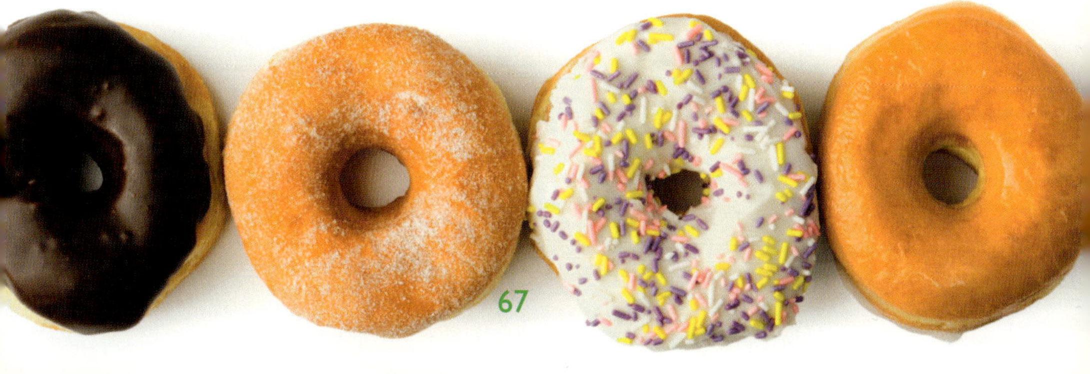

Viele Verpackungen tragen mittlerweile auch eine sogenannte Nährwertkennzeichnung. Diese gibt an, wie viel Gramm eines Nährstoffes pro 100 Gramm Lebensmittel enthalten sind. Manchmal ist auch Zucker gesondert aufgeführt. Als zuckerarm gilt ein Lebensmittel, wenn es maximal fünf Gramm Zucker pro 100 Gramm enthält.

Zuckerspar-Tipps

- Wenn Sie Fruchtjoghurt oder -quark und Milch-Shakes selbst herstellen, bestimmen Sie, wie viel Zucker reinkommt.
- Bevorzugen Sie zuckerfreie Getränke wie Wasser und Tee.
- Süßen Sie Ihren Kaffee/Tee nicht.

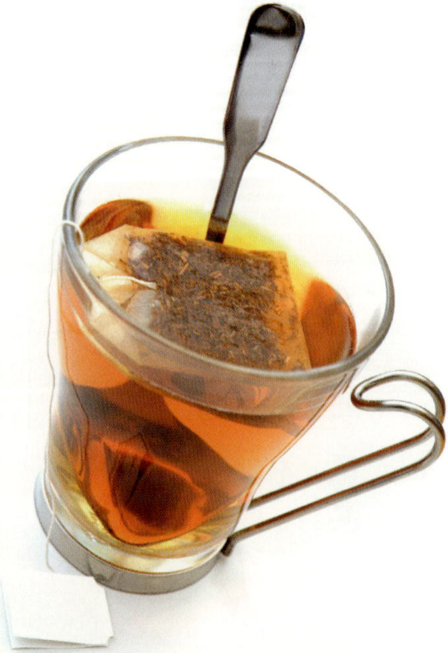

Andere Süßungsquellen

Oft werden statt Zucker andere, alternative Süßmittel empfohlen wie Honig, Apfeldicksaft oder Ahornsirup. Wenn sie Ihnen gut schmecken, können Sie damit gut etwas Abwechslung in Ihre Küche bringen. Aber sie bestehen fast ausschließlich aus Zucker, so dass Sie bezüglich der Kalorien keinen Vorteil haben.

Süßstoffe dagegen enthalten keinen Zucker und keine Energie. Jedoch wurde, wie bereits erwähnt, in Studien festgestellt, dass der Körper nicht nur auf Zucker selbst mit Insulinausschüttung reagiert, sondern schon auf süßen Geschmack. Er schüttet somit auch nach Süßstoffverzehr Insulin aus. Da dann aber kein Blutzuckerspiegelanstieg erfolgte, senkt Insulin den Blutzuckerspiegel unter die Norm. Folgen sind Unterzuckerung und Hunger.

Der sanfte Ausstieg
Wenn Sie es bisher gewohnt waren, Ihren Kaffee/Tee sehr süß zu trinken, müssen Sie nicht von heute auf morgen auf Null umsteigen. Reduzieren Sie nach und nach. Jeden zweiten Tag ein bisschen weniger Zucker nehmen. Oder mal eine Tasse „normal“ gesüßt, mal eine Tasse ganz ohne Zucker.

Wertvolles Eiweiß

Eiweiß ist für den Körper wichtig – es ist zum Beispiel wichtiger Bestandteil von Hormonen, Enzymen und Zellwänden. Auch Muskeln bestehen zu einem Großteil aus Eiweiß. Eiweißreiche Lebensmittel sind Fleisch, Wurst, Fisch, Eier, Milch, Milchprodukte sowie Hülsenfrüchte. Eiweiß besteht aus Aminosäuren, und je nach Art, Menge und Verbindung der Aminosäuren gibt es viele ganz unterschiedliche Eiweiße. Die Natur kennt insgesamt 20 verschiedene Aminosäuren, davon sind acht für den Menschen essenziell, das heißt, er kann sie selber nicht herstellen und muss sie über die Nahrung aufnehmen. Je mehr von diesen acht essenziellen Aminosäuren in einem Lebensmittel enthalten sind, desto höherwertig ist das Eiweiß. Man spricht hier von der sogenannten biologischen Wertigkeit. Diese sagt im Prinzip aus, wie ähnlich ein Nahrungseiweiß dem menschlichen Eiweiß ist.

Selber zubereiten

Fruchtjoghurt: Mischen Sie einen Becher Natur-Joghurt (1,5 % Fett) mit frischem, klein geschnittenen Obst. Wenn es schnell gehen soll, nehmen Sie statt des Obsts einen Teelöffel Marmelade (nicht mehr, denn Marmelade enthält auch viel Zucker).

Milch-Shake: 1 Banane schälen und mit dem Pürierstab pürieren. 200 ml Milch (1,5 % Fett) dazugeben, noch mal durchrühren – fertig! Geht auch sehr gut mit Beeren.

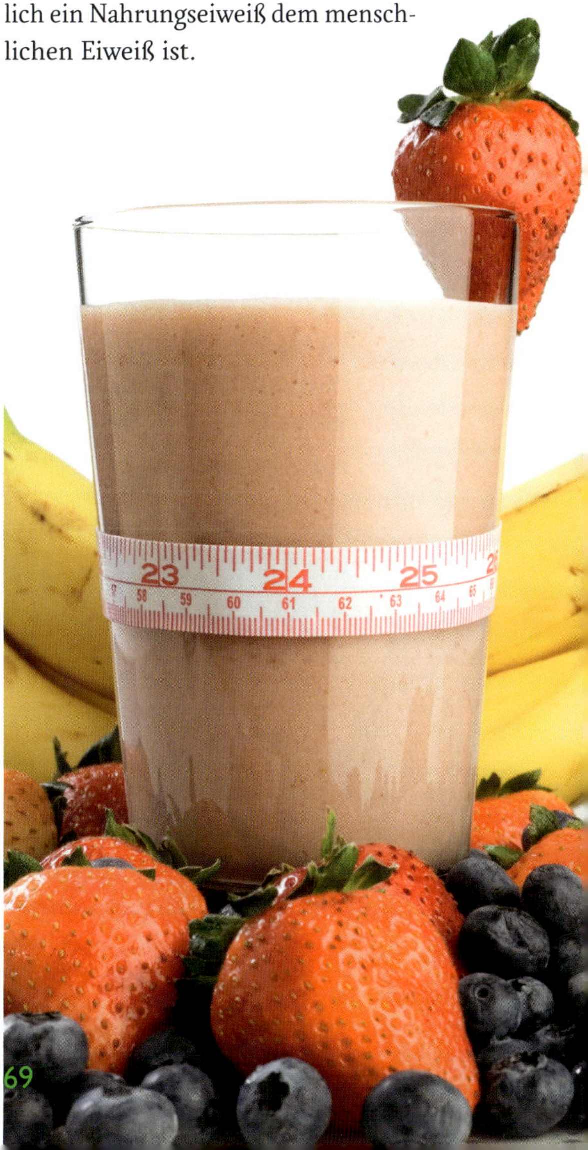

Vorsicht: Eiweißreiche Produkte enthalten oft auch viel Fett. Das ist natürlich eher ungünstig beim Abnehmen. Achten Sie daher auf fettarme Produkte.

Tierisches Eiweiß hat grundsätzlich eine höhere Wertigkeit als pflanzliches. Sehr hohe Wertigkeiten haben Eiprotein und Molkenprotein, aber auch Fleisch, Fisch und Milchprodukte. Eine mittlere Wertigkeit weisen Hülsenfrüchte, Kartoffeln und Vollkorngetreide auf.

Durch geschicktes Kombinieren kann die Wertigkeit insgesamt verbessert werden, beispielsweise liefern Kartoffeln zusammen mit Eiern sehr hochwertiges Eiweiß.

Für den Menschen ist es wichtig, genügend Eiweiß mit einer möglichst hohen biologischen Wertigkeit zu essen, damit er seine eigene „Substanz" optimal erhalten kann.

Gerade beim Abnehmen ist das wichtig, denn hier besteht leicht die Gefahr, dass nicht nur Fett, sondern auch viel Muskelmasse „abgenommen" wird. Wer während der Diät nicht genug Eiweiß isst, verliert wertvolle Muskulatur. Dies wiederum führt zu einer (in diesem Fall unerwünschten) Absenkung des Grundumsatzes – denn Muskeln verbrauchen auch in Ruhe Kalorien. Und: Eiweiß ist ein guter Sattmacher!

Achten Sie auf genügend Eiweiß in der Nahrung, kombinieren Sie tierisches und pflanzliches Eiweiß und ergänzen Sie Ihre Mahlzeiten eventuell mal durch einen amapur-Shake.

Der Eiweißbedarf eines erwachsenen Menschen liegt bei circa 1 Gramm pro Kilogramm Körpergewicht. Eine Person mit 80 Kilogramm sollte demnach täglich circa 80 Gramm Eiweiß zu sich nehmen. Zum Vergleich: ein kleines Schnitzel (100 Gramm) bringt es auf circa 20 Gramm Eiweiß, ein Glas Milch (0,2 Liter) auf 9 Gramm.

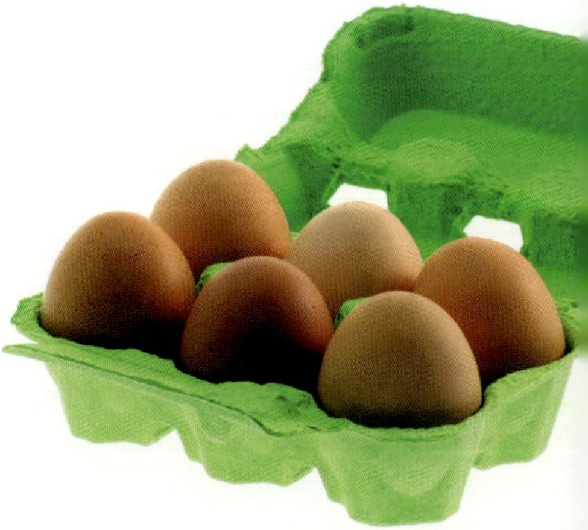

Eiweißgehalt verschiedener Lebensmittel

Lebensmittel	Eiweißgehalt in Prozent
Sojabohnen	37
Samen und Nüsse	13–28
Käse	15–25
Hülsenfrüchte	20–25
Fleisch, Fisch	16–22
Getreide	10–14
Brot	6–10
Obst	maximal 3
Gemüse	maximal 4
Milch, Joghurt	3–4
Fette und Öle	0–2

Quelle: Die große GU-Nährwert-Tabelle, Gräfe und Unzer, 2006/7

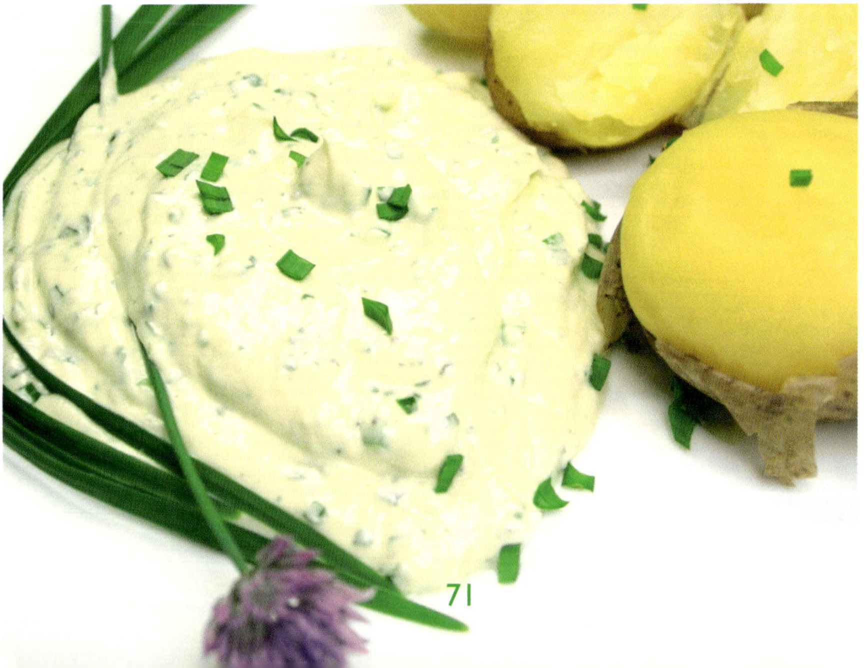

Fett ist nicht gleich Fett

Oft wird Fett negativ bewertet, da es viele Kalorien liefert. Doch die einseitige Verteufelung des Fettes ist nicht sinnvoll, denn Fett ist nicht gleich Fett. Natürlich liefert jedes Fett die gleiche Anzahl an Kalorien. Aber es gibt sehr wertvolle Fettsäuren, auf deren Zufuhr der Körper angewiesen ist: die essenziellen Fettsäuren, und es gibt Fettsäuren, die sich gesundheitlich ungünstig auswirken und dick machen.

Günstig sind:

- Pflanzenöle: Raps-, Oliven-, Walnuss-, Maiskeim-, Sonnenblumen- oder Sojaöl
- Fischöle von Fisch aus kalten Gewässern: Lachs, Makrele, Hering
- Fette in Nüssen und Kernen

Sie enthalten viele einfach und/oder mehrfach ungesättigte Fettsäuren (sogenannte Omega-3-und Omega-6-Fettsäuren). Diese werden vom Körper beispielsweise als Grundsubstanz für Nervenzellen, Hormone und Enzyme benötigt und wirken sich positiv auf die Blutfette und das Herz-Kreislauf-System aus.

Ungünstig sind:

- Tierische Fette: Fleisch, Wurst, Butter, Milch, Milchprodukte
- Pflanzliche Fette: Kokos-, Palmkernfett
- Fette in Süßigkeiten, Backwaren und Fertigprodukten

Die in diesen Produkten enthaltenen gesättigten Fette wirken sich in großen Mengen ungünstig auf den Körper aus, sie erhöhen beispielsweise die Cholesterin- und Blutfettwerte. Und sie machen dick, da überschüssige Mengen sofort gespeichert werden.

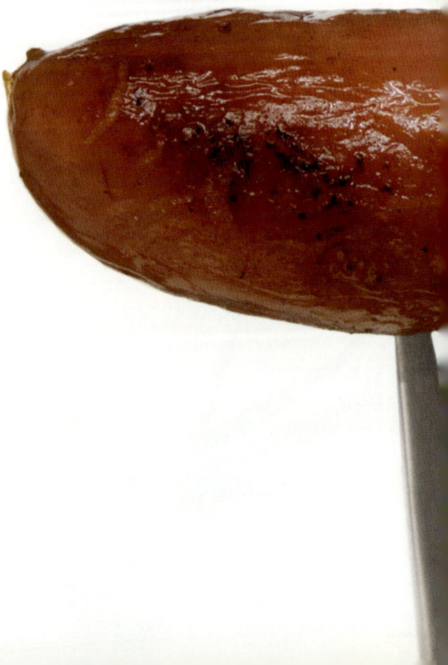

Tipps zum Fett sparen:

- Streichen Sie Butter oder Margarine nur dünn aufs Brot.
- Runden Sie Soßen mit Milch oder Kondensmilch statt mit Sahne ab.
- Schneiden Sie den Fettrand von Wurst, Schinken und Fleisch weg.
- Verwenden Sie beschichtete Pfannen.
- Braten Sie mit hochwertigem Pflanzenöl statt mit tierischen Fetten (Butter, Schmalz, Plattenfett) an. Oliven-, Raps-und Sonnenblumenöl sind gut geeignet.
- Setzen Sie fettarme Zubereitungsarten (dünsten, dämpfen, grillen) ein.
- Vermeiden Sie Frittiertes (Pommes, Schnitzel, etc.).
- Sparen Sie Fett für die Form, indem Sie Backpapier verwenden.

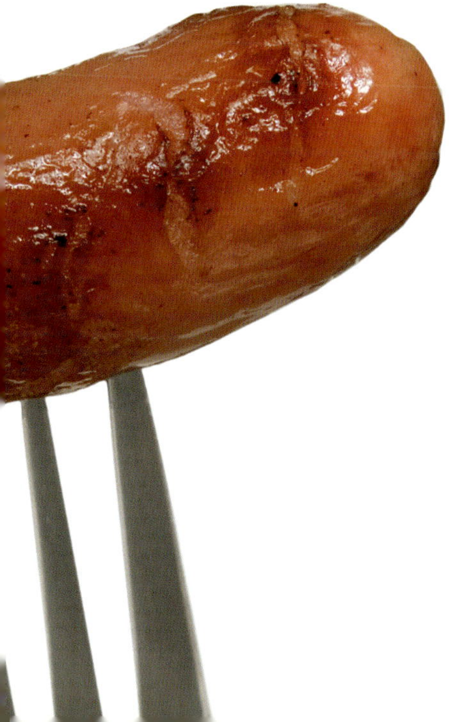

Die besondere Gefahr: Versteckte Fette

Die sogenannten versteckten Fette erkennt man nicht auf den ersten Blick, weil sie sich in zusammengesetzten Lebensmitteln verbergen: Wussten Sie, dass ein Stück Blätterteiggebäck (100 Gramm) etwa 30 Gramm Fett enthält – und damit die Hälfte Ihres gesamten Tagesbedarfs? Oder dass ein Croissant 12 Gramm Fett enthält?

Die versteckten Fette kommen vor allem in Süßigkeiten, Gebäck, Milch, Milchprodukten, Wurst und vielen Fertiggerichten vor. Sie liefern überwiegend die ungünstigen gesättigten Fettsäuren.

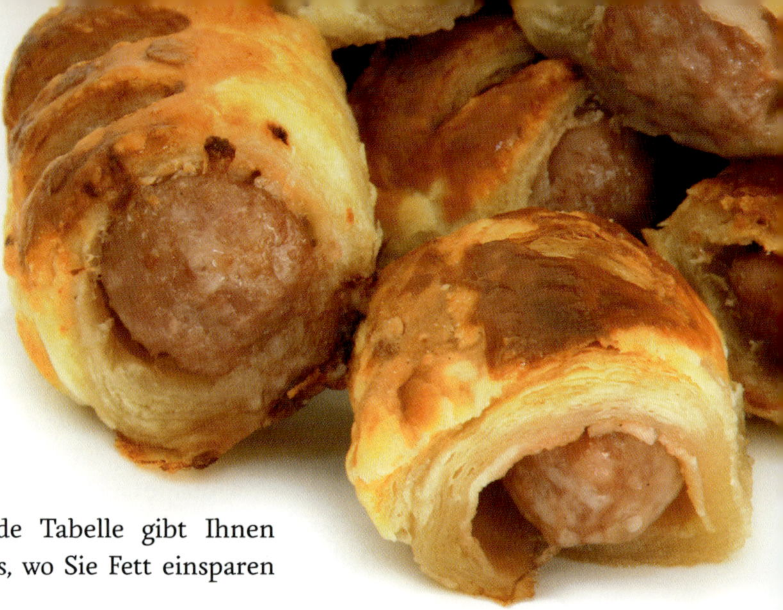

Die folgende Tabelle gibt Ihnen einige Tipps, wo Sie Fett einsparen können.

	Fettreich	Fettarm
Wurst	Fleischwurst, Bratwurst, Leberwurst, Salami, Mettwurst, Gelbwurst, Cervelat	Kalter Braten, Sülzen, gekochter Schinken, Geflügelwurst, Lachsschinken
Fleisch	Mett, Bauchfleisch, Speck, Haxe, Geflügelfleisch mit Haut	Schnitzel natur, Geflügelfleisch ohne Haut, Rindergulasch, Putenbrust, Filet, Kotelett natur
Milchprodukte	Vollmilch, Crème fraîche, Sahne, Sahnequark, Sahnejoghurt, Joghurt natur, Doppelrahmfrischkäse, Käse (Hart- und Schnittkäse) ab 45 % i.Tr., Weichkäse ab 60 % Fett i.Tr.	Milch mit 1,5 % Fett, Joghurt mit 1,5 % Fett, Magerquark, Buttermilch, Sauerrahm, Käse (Hart- und Schnittkäse) bis 45 % i.Tr., Weichkäse bis 60 % Fett i.Tr., Harzer Käse, Korbkäse
Gebäck	Blätterteig	Hefegebäck
Kartoffelprodukte	Pommes frites	Ofenkartoffeln, Salzkartoffeln, Kartoffelbrei
Knabbereien	Chips, Flips, Schokolade	Salzstangen, Gummibären

Tipps:

- Beim Fleisch kommt es nicht darauf an, ob es vom Schwein, Rind oder Kalb stammt, sondern darauf, welches Fleischteil verwendet wird (siehe Tabelle).
- Käse gibt es in verschiedenen Fettgehaltsstufen – vergleichen Sie!
- Achtung bei Fertiggerichten, sie enthalten oft sehr viel Fett. Werfen Sie einen Blick auf die Verpackung, hier finden sich Nährwertangaben. Wählen Sie fettarme Varianten. Zum Beispiel enthält Iglo Dampfgemüse 2,8 Gramm Fett/100 Gramm. Iglo Buttergemüse dagegen weist 7 Gramm Fett/100 Gramm auf.
- Bei Knabbereien, Backwaren und Süßigkeiten sind die Fettgehalte sehr unterschiedlich – achten Sie hier auf die Nährwertkennzeichnung oder die Zutatenliste (je weiter vorn Fette in der Aufzählung genannt sind, umso mehr ist enthalten).

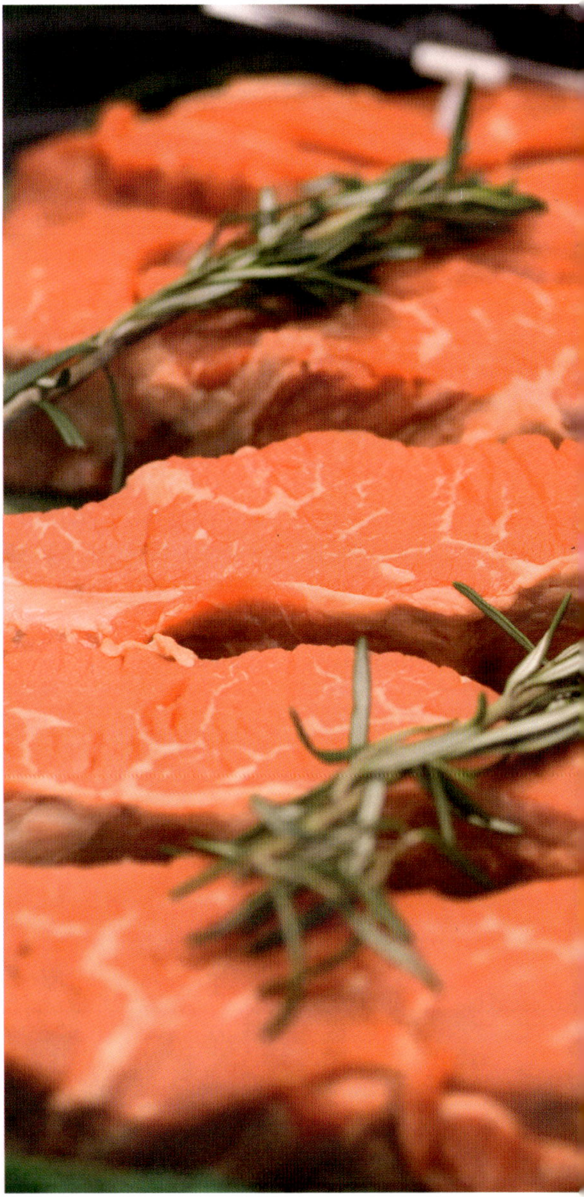

Regel 6: Essen Sie sich satt

Warum hat man Hunger? Wann ist man satt? Diese Fragen sind gar nicht so einfach zu beantworten, denn es spielt eine Vielzahl von Faktoren eine Rolle. Fakt ist, dass es im Gehirn sowohl ein Hunger-, als auch ein Sättigungszentrum gibt, die die Steuerung innehaben. Sie erhalten Signale, zum Beispiel vom Magen oder auch dem Darm, die sie verarbeiten und senden dann ihrerseits wieder ein Signal aus, das besagt: Ich habe Hunger! Oder: Ich bin satt! Aber das gesamte Zusammenspiel ist sehr komplex und noch nicht vollständig erforscht.

Hier einige Aspekte, die beim Hunger-Sättigungs-Mechanismus eine wichtige Rolle spielen:

- **Magendehnung:** Ist der Magen im wahrsten Sinne des Wortes voll, so schickt er ein Signal an das Gehirn. Dies allein löst aber noch kein Sättigungsgefühl aus, sondern nur in Kombination mit weiteren Signalen.
- **Nährstoffgehalt der Nahrung:** Rezeptoren in Darm und Leber registrieren, wie viele Nährstoffe eine Mahlzeit enthält und senden eine entsprechende Information ans Gehirn. Aber dies allein führt nicht zur Sättigung, wenn die Magendehnung fehlt. Das erklärt, warum geringvolumige Speisen nicht sättigen, auch wenn sie viele Kalorien enthalten, zum Beispiel ein Schokoriegel. Denn hier fehlt die Magendehnung.

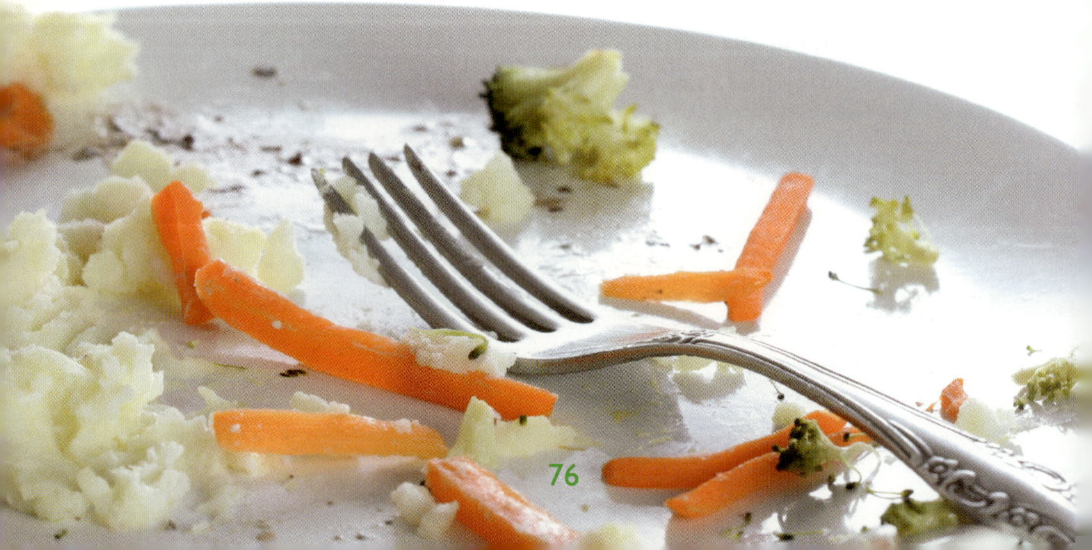

- **Blutzuckerspiegel:** Der Körper versucht immer, den Blutzuckerspiegel konstant zu halten. Sinkt er unter den Normalgehalt ab, signalisiert der Körper Nährstoffmangel und damit Hunger.
- **Psyche:** Zum Beispiel neigt der Mensch dazu, den Teller leer essen zu wollen – egal, ob er schon satt ist oder nicht.
- **Gesellschaft:** Das Essverhalten des Tischnachbarn überträgt sich oft. Neben „guten Essern" wird mehr gegessen als neben „schlechten Essern".
- **Nahrungsangebot:** Ein volles reichhaltiges Buffet verlockt dazu, möglichst viel zu essen .
- **Essgeschwindigkeit:** Bis Sättigungssignale ausgesendet werden, vergeht einige Zeit, etwa 20 Minuten. Das bedeutet, wer schnell isst, füllt viele Kalorien in sich hinein, bevor der Körper reagiert.

1,5 Riegel Vollmilchschokolade (37 Gramm) liefert ungefähr die gleiche Kalorienmenge wie 1 Kilogramm Tomaten (196 kcal/170 kcal) – was glauben Sie, sättigt besser und länger? Probieren Sie es ruhig aus!

Sie sehen, das Zusammenspiel zwischen Hunger und Sättigung ist äußerst komplex. Hier einige einfache Sattmacher-Tipps für Sie:

Essen Sie voluminös

Bevorzugen Sie Lebensmittel, die von Natur aus ein hohes Volumen, gleichzeitig aber wenige Kalorien mit sich bringen, wie:

- Obst
- Gemüse
- Salate
- Vollkornprodukte
- Suppen (keine Cremesuppen)
- Brühe

Essen Sie vorab eine leichte, kalorienarme Suppe oder Brühe. Anschließend wird Ihr Hauptgang sicherlich kleiner ausfallen!

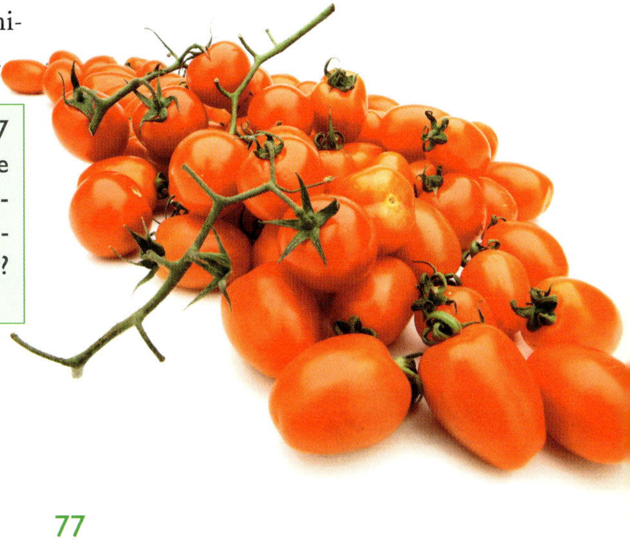

Essen Sie langsam

Essen Sie langsam und in Ruhe, lassen Sie sich Zeit, kauen Sie gründlich und genießen Sie. So hat der Körper auch eine Chance, zu registrieren, was und wie viel Sie essen und darauf zu reagieren – bevor mehrere hundert Kalorien in ihm verschwunden sind.

Essen Sie ballaststoffreich

Ballaststoffe wirken nicht nur über die Magendehnung, sondern auch über den Blutzuckerspiegel. Der Zuckereinstrom vom Darm ins Blut erfolgt gleichmäßiger, es gibt keine Extremausschläge nach oben. Dadurch wird auch weniger Insulin produziert, das den Blutzucker wieder absenkt und unter Umständen Hunger erzeugt.

Viele Ballaststoffe sind in Gemüse, Obst und Vollkornprodukten enthalten.

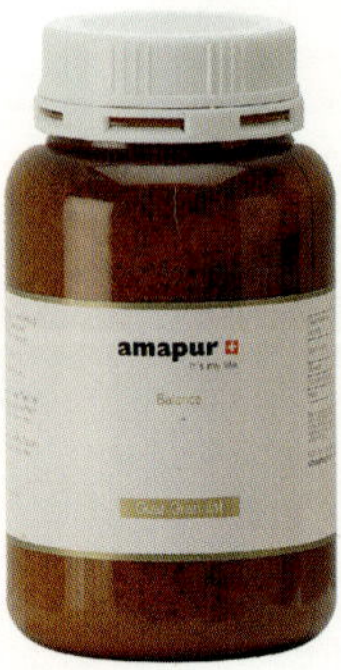

> Sie können Ihre Speisen auch mit dem Ballaststoff amapur Guar Granulat anreichern.

Nehmen Sie wenig

Halten Sie sich zurück, wenn es darum geht, den Teller zu befüllen – sei es zuhause, in der Kantine oder am Buffet. Nehmen Sie kleine Portionen. Sollten Sie danach noch hungrig sein, nehmen Sie eine Kleinigkeit nach. Aber wenn der Teller üppig gefüllt ist, werden Sie verleitet, ihn zu leeren – auch wenn Sie eigentlich schon satt sind.

> Fragen Sie im Restaurant nach kleinen oder halben Portionen, oft wird dieser Wunsch erfüllt.

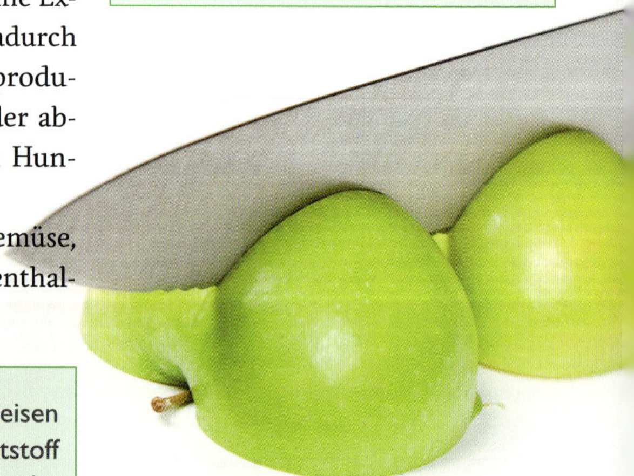

Regel 7: Essen Sie frisch

Bisher haben Sie viel darüber erfahren, wie eine ausgewogene Ernährung aussieht. Jetzt gibt es noch ein paar Kleinigkeiten zu beachten, um die optimale Vitalstoffmenge aufzunehmen.

Essen Sie Rohkost

Einige der Vitalstoffe sind hitzeempfindlich und werden durch Erhitzen zerstört. Daher sollten Sie auch immer etwas Rohkost essen. Obst wird meistens roh verzehrt, aber auch Gemüse kann roh sehr lecker sein: zum Beispiel ein Salat, Möhren-, Gurken- oder Paprikasticks mit Dipp, Tomaten oder Kohlrabi.

Ergänzen Sie mit Fitmachern

Sie können jede Mahlzeit ganz einfach mit Obst und Gemüse aufwerten, auch wenn es mal schnell gehen soll:

- Belegen Sie die Tiefkühlpizza zusätzlich mit frischen Tomatenscheiben oder Paprikastreifen.
- Essen Sie zum Fertigmenü einen Salat oder ein Stück Obst als Nachtisch.
- Peppen Sie Ihr Brot mit einem Salatblatt oder Gurkenscheiben auf.
- Als schnelle Beilage eignet sich auch Tiefkühlgemüse. Hier gibt es mittlerweile ein breites Sortiment, zum Beispiel Bohnen, Erbsen, Rosenkohl, Spinat, Rotkohl, Erbsen und Möhren, verschiedene Gemüsemischungen und viele weitere.

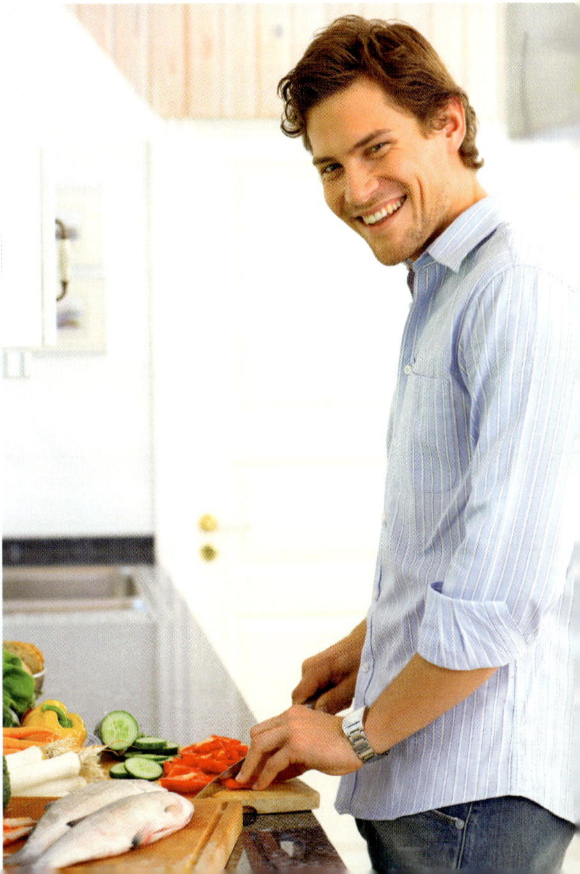

Kochen Sie vitaminschonend

Vitamine sind sehr empfindliche Verbindungen. Manche gehen durch Hitze kaputt, andere lassen sich durch Wasser „auswaschen“ und wieder andere vertragen keinen Sauerstoff. Wenn Sie ein paar einfache Tipps beachten, können Sie die Vitaminmenge im Lebensmittel optimal erhalten.

- Vermeiden Sie lange Lagerzeiten; je schneller Sie das Gemüse verarbeiten, umso wertvoller ist es.
- Waschen Sie das Gemüse kurz und gründlich unter fließendem Wasser.
- Die schonendste Zubereitungsart für Gemüse ist Dünsten. Verwenden Sie dabei so wenig Wasser wie möglich.
- Lassen Sie das Gemüse nur so lange auf der Herdplatte, bis es gar ist. Nehmen Sie es danach herunter. Halten Sie es nicht lange warm. Wenn Sie nicht alles auf einmal essen, stellen Sie das Gemüse schnell kalt und erwärmen es bei Bedarf erneut – idealerweise nur die Menge, die Sie dann essen möchten.

Zudem beeinflusst die Art der Zubereitung den Kaloriengehalt. Viele Lebensmittel sind von Natur aus sehr kalorienarm und werden erst durch die Zubereitung so richtig „fett“.

Pellkartoffeln	Bratkartoffeln	Pommes Frites	Kartoffel-Chips
70 kcal pro 100 Gramm	160 kcal pro 100 Gramm	293 kcal pro 100 Gramm	540 kcal pro 100 Gramm

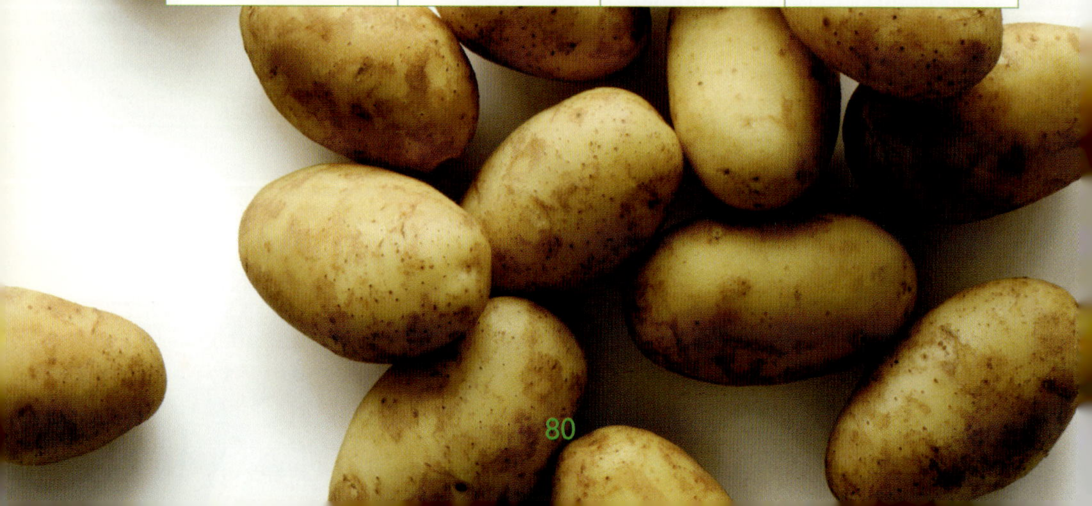

Tipps für Ihr Ausdauertraining

- Auf dem Laufband oder dem Crosstrainer zu lesen, lenkt ab. Sie konzentrieren sich entweder nicht genug auf den Artikel oder – und das ist schlimmer – auf das Training. Um Ihren Körper an sein Limit zu pushen, benötigen Sie volle Konzentration. Hören Sie besser nebenbei Musik.
- Trainieren Sie 2–3 Mal pro Woche für mindestens 20–30 Minuten. Besser kürzer und öfter, als nur einmal intensiv.
- Trinken Sie während des Trainings ausreichend. Schon ein Flüssigkeitsmangel von 2 Prozent vermindert die Ausdauerleistung und erhöht die Gefahr von Muskelkrämpfen.
- Achtung: Vermeiden Sie gezuckerte Getränke während und kurz nach dem Sport. Der Zucker treibt den Insulinspiegel in die Höhe, was die Fettverbrennung stoppt. Trinken Sie am besten reines Wasser, um den besten Effekt zu erzielen.
- Machen Sie einen Triathlon: 15–20 Minuten Laufband, 15–20 Minuten Rudergerät und 15–20 Minuten Crosstrainer.
- Wenn Sie draußen trainieren: Verlassen Sie gewohnte Strecken und machen Sie einen Crosslauf, das fördert Kraft, Koordination und schult die Aufmerksamkeit.

Berechnung der Herzfrequenz
(226 – Lebensalter – Ruhepuls) x Intensität + Ruhepuls = Trainingsherzfrequenz +/- 3 Schläge

Bei Frauen wird mit 226 gerechnet, bei Männern mit 220. Als Intensität wird die Prozentzahl der gewünschten Belastung eingesetzt, zum Beispiel 60 % oder 70 %.

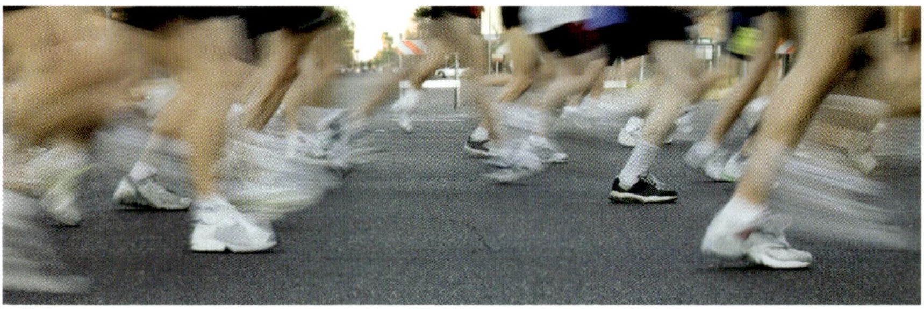

Mythos Fettverbrennungspuls

Es lebt der Mythos, dass man sich möglichst wenig beim Ausdauersport anstrengen sollte, um möglichst viel Fett zu verbrennen. Das Konzept des optimalen Pulses bei einer Herzfrequenz von 50 bis 60 Prozent der maximal möglichen Frequenz ist jedoch nicht stimmig.

Richtig ist, dass in diesem Bereich prozentual die meiste Energie für Muskelarbeit durch die Verbrennung freier Fettsäuren bereitgestellt wird. Der Vorteil der Fettstoffwechseloptimierung ist gegenüber dem höheren Kalorienverbrauch beim Training im höheren Pulsbereich gering.

Gerade bei (Ausdauer-) Sportanfängern steigt der Puls aufgrund des untrainierten Körperzustandes sofort viel höher. Der prozentuale Anteil der Fettverbrennung spielt jedoch nur eine geringe Rolle, da es vor allem darum geht möglichst viele Kalorien zu verbrennen. Und effektiver ist der Kalorienverbrauch bei einer höheren Herzfrequenz, wie das Rechenbeispiel zeigt:

Intensität	50–60 % HF max.	75 % HF max.	85% HF max.
Kalorienverbrauch nach 60 Minuten	400–480 kcal	640–720 kcal	1.040–1.120 kcal
% Fett	60–70 %	40–50 %	10–15 %
Fettverbrauch in Gramm	34–48 g	36–51 g	15–24 g

Nun heißt das nicht, dass Anfänger bis zur Erschöpfung trainieren sollten. Beginnen Sie mit einem moderaten Training, steigern Sie die Intensität so, dass Sie auch öfters in einem Bereich von 75 bis 85 Prozent der maximalen Herzfrequenz trainieren.

In Verbindung mit einem muskelaufbauenden Krafttraining und einer reduzierten Energiezufuhr ist dies der sichere Weg zum Gewichtsverlust.

Muskeln: der Fatburner Nr. 1

Bauen Sie mehr fettfreie Masse – Muskulatur – auf, so erhöht sich automatisch Ihr Grundumsatz. Denn nur in der Muskulatur befinden sich die kleinen Mitochondrien genannten Kraftwerke, die Fett in Energie umwandeln. Selbst in Ruhe will der Muskel mit Energie und Nährstoffen versorgt werden. Kurz: Mehr Muskelmasse bedeutet mehr Kalorienverbrauch.

Tipps zum Muskeltraining

- Zwei- bis dreimal pro Woche regelmäßiges Muskeltraining.
- Ideal ist klassisches Gerätetraining. Wem das keinen Spaß macht, der kann mit Yoga, Pilates oder Rückenschulklassen die Muskulatur trainieren.
- Keine Angst vor Gewichtetraining, Sie werden nicht wie ein Bodybuilder aussehen. Das schaffen besonders Frauen nur mit täglichem Intensivtraining und spezieller Ernährung.
- Wenn Sie nicht ins Fitnessstudio möchten, trainieren Sie zu Hause. Mit einem Theraband können Sie den gesamten Gerätepark eines Fitnessstudios nachempfinden.

Mehr Gewicht trotz Sport?

Durch ein muskelaufbauendes Sportprogramm kommt es trotz Diät zu einer Gewichtszunahme. Das ist ein gutes Zeichen! Sie wandeln Fett in Muskeln um. Und Muskeln wiegen dreimal mehr als Fett, verbrennen aber in Ruhe mehr Kalorien und lassen Ihren Körper straffer aussehen. Entscheidender als das Ergebnis auf der Waage ist, dass Sie den Erfolg am abnehmenden Bauchumfang spüren und Ihre Hosen wieder lockerer sitzen.

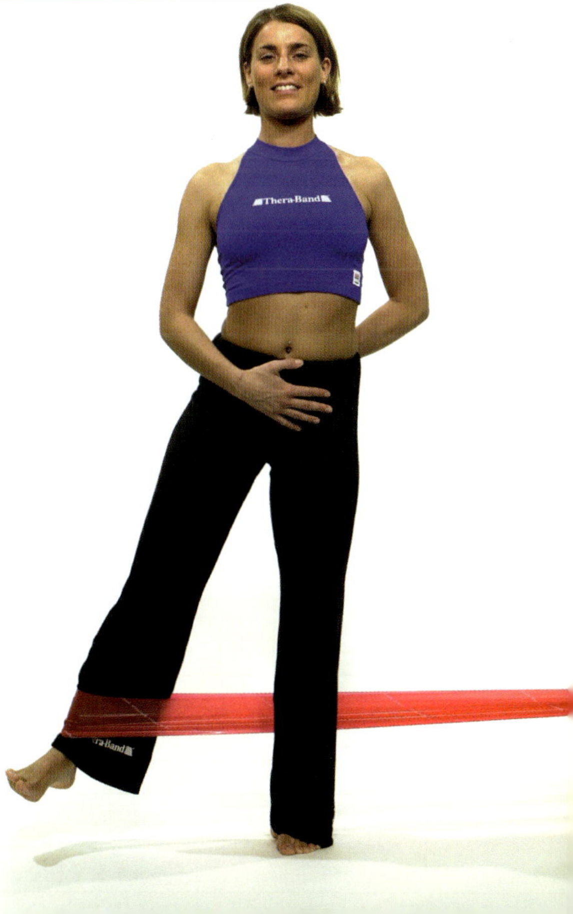

Optimale Kombination

Das ideale Training besteht aus der Kombination von Krafttraining und Ausdauertraining. So erhöhen Sie gleichzeitig Grund- und Leistungsumsatz und verbrennen am meisten Kalorien.

Ab Seite 147 haben wir Ihnen detaillierte Übungen zusammengestellt.

Nie zu spät für Sport

Dass es sich auch im fortgeschrittenen Alter lohnt mit dem Sport zu beginnen, zeigt eine Studie der kanadischen McMaster Universität. Sie kam zu dem Ergebnis, dass die Genaktivität von trainierten Senioren der von jungen Menschen ähnelt. Zwei Übungseinheiten pro Woche auf Fitnessgeräten reichten aus. Nach 6 Monaten

- glich die Aktivität in den Mitochondrien der 70-Jährigen der von 26-Jährigen,
- war die Muskelstärke (zuvor 59 Prozent schwächer als bei den 26-Jährigen) nur noch um 38 Prozent schwächer.

Sitzen macht dick

Wissenschaftler haben festgestellt, dass für den Fettstoffwechsel wichtige Proteine im Sitzen nicht aktiv sind. Sitzen macht dick und daher gilt umso mehr: Jeder Gang macht schlank. Gestalten Sie Ihren Alltag mit einfachen Routinen aktiver:

- Schenken Sie Ihren Kaffee-/Teebecher nur halbvoll ein, stehen Sie dafür öfters vom Schreibtisch auf, um in die Küche zu gehen.
- Nehmen Sie die Treppe statt des Aufzugs. Ihr Büro ist im 10. Stock? Was für ein Glück! Steigen Sie anfangs in der 9. Etage aus und nehmen dann die Treppe, in der nächsten Woche in der 8. Etage und steigern Sie Ihre Fitness langsam Schritt für Schritt.
- Senden Sie Ihren Kollegen keine E-Mail, sondern gehen Sie persönlich vorbei. Das fördert zudem die Kommunikation und Ihre soziale Kompetenz.

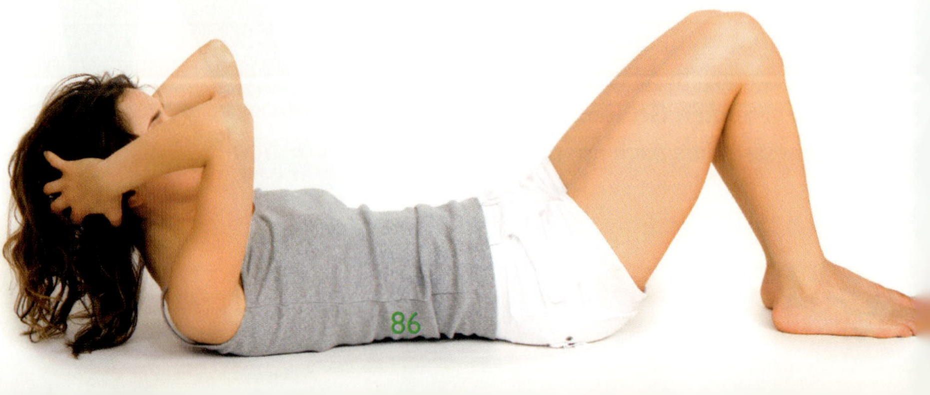

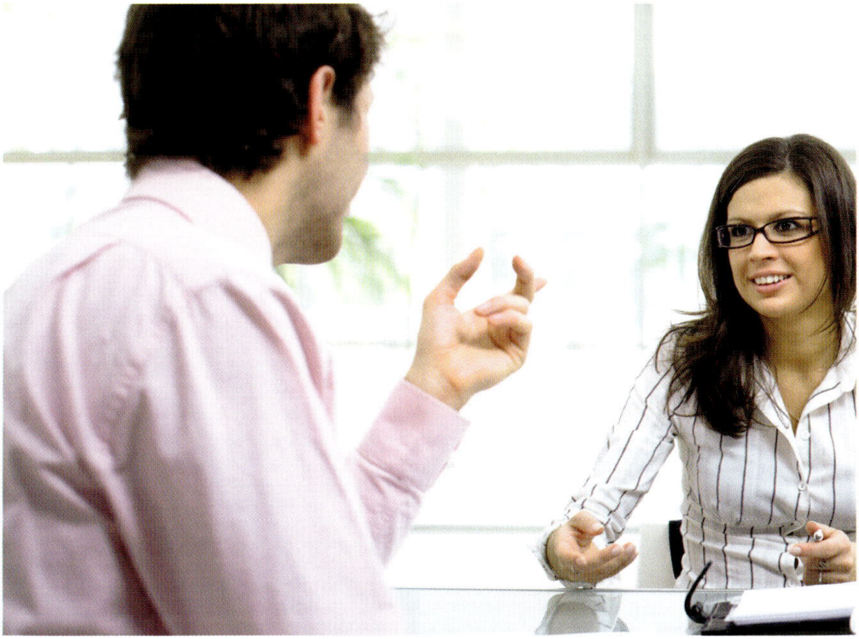

- Sitzen Sie aktiv, nehmen Sie einen Gymnastikball mit ins Büro und versuchen mehrmals täglich für 10 bis 20 Minuten darauf zu sitzen. Das aktiviert die Tiefenmuskulatur und verbraucht mehr Energie als starres Sitzen. Auch der Rücken freut sich, da die aktivere Muskulatur Ihre Bandscheiben entlastet.
- Fahren Sie statt mit dem Auto mit dem Rad ins Büro. Selbst wenn es nur zwei Kilometer sind – in einer Arbeitswoche summiert sich das bereits auf 20 Kilometer und über den Monat auf 100 Kilometer.

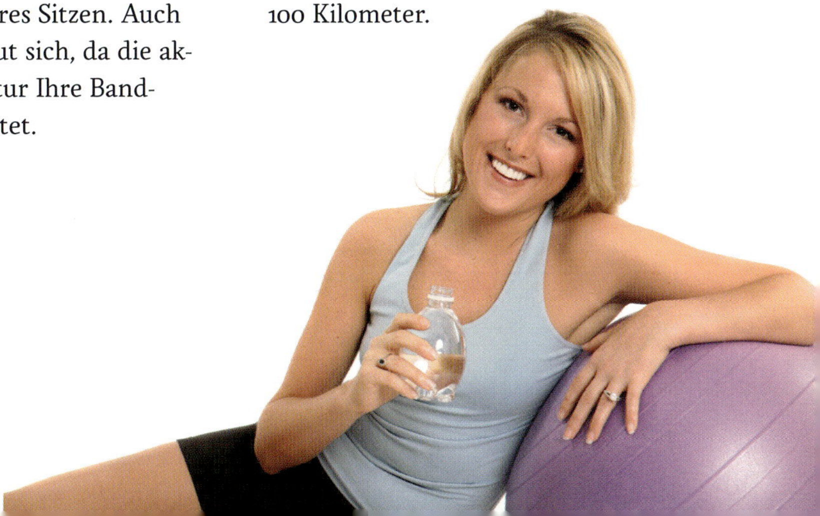

Aktivität	Kalorienverbrauch (kcal) für 15 Minuten Alltagsaktivitäten in Abhängigkeit vom Körpergewicht				
	55–64 kg	65–74 kg	75–84 kg	85–94 kg	95–104 kg
Kochen	31	38	45	52	59
Spazieren gehen	54	62	71	78	86
Treppensteigen	112	132	153	174	192
Bügeln	25	32	36	41	47
Einkäufe tragen	94	112	130	148	164
Putzen	51	60	72	78	89

Im Vergleich dazu:

Aktivität	Kalorienverbrauch (kcal) für 15 Minuten Sportaktivitäten in Abhängigkeit vom Körpergewicht				
	55–64 kg	65–74 kg	75–84 kg	85–94 kg	95–104 kg
Schwimmen Brust	134	158	183	206	231
Spinning	140	165	191	216	242
Yoga	52	60	71	78	90
Jogging schnell	165	210	241	270	300
Aqua-Fitness	110	129	148	167	188
Radfahren 15 km/h	83	98	113	128	145

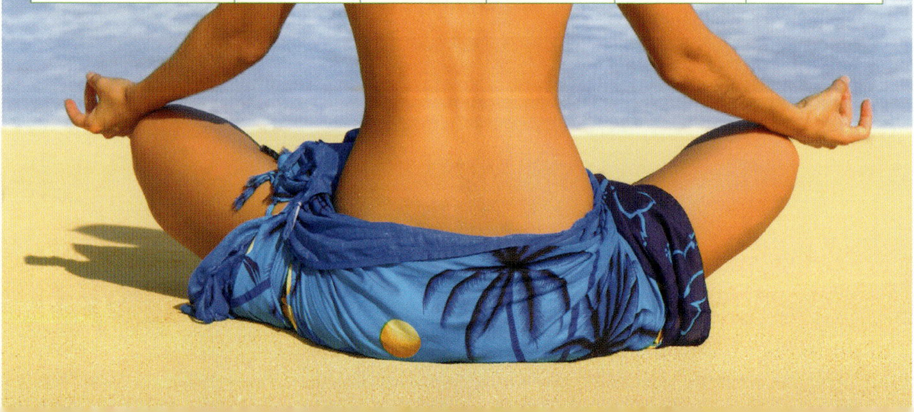

Regel 9: Ändern Sie Ihre Essgewohnheiten

Neben den Regeln für gesundes Essen, Trinken und Bewegung spielt ein weiterer Aspekt eine wichtige Rolle: die Psyche. Viele Menschen wissen, was sie in ihrer Ernährung verändern müssen und dass sie sich mehr bewegen sollten, aber sie tun es trotzdem nicht. Warum?

Weil der Mensch kein Auto oder keine Maschine ist, die nur Treibstoff braucht, sondern weil er Emotionen hat, die mit Essen befriedigt werden und weil Essen mehr als reine Nahrungsaufnahme ist. Einige der verschiedenen Facetten des Essens werden im Folgenden kurz besprochen.

Scheiben Sie ein Ernährungsprotokoll

Wann immer Sie an Gewicht zunehmen und eigentlich nicht genau wissen, warum, sollten Sie einmal aufschreiben, was Sie den Tag über essen und trinken. Essen ist etwas so Natürliches, dass man es oft nicht wahrnimmt. Sicher haben Sie es auch schon erlebt, dass Sie abends das Gefühl hatten „Ich habe noch gar nichts gegessen". Wenn Sie dieses „Nichts" dann genauer unter die Lupe nehmen, waren es womöglich ein Croissant, ein Schokoriegel, ein Latte Macchiato, eine Mini-Salami, ein paar Gummibärchen und fünf bis sechs Kekse in der Konferenz, immerhin mehr als 1.000 Kalorien.

Machen Sie sich bewusst, was Sie essen – mit Hilfe eines Protokolls. Nehmen Sie ein kleines Notizbuch und notieren Sie alles, was Sie sich in den Mund schieben, auch Getränke. Es kann natürlich auch ein elektronisches „Notizbuch" sein.

Hierbei gelten 3 Spielregeln:

- Tragen Sie Ihr Notizbuch immer bei sich: Es hilft Ihnen nichts, wenn es zu Hause liegt und Ihr Problem das Zwischendurch-Naschen im Büro ist.
- Schreiben Sie alles auf, was Sie essen und trinken.
- Seien Sie ehrlich zu sich selbst, schummeln Sie nicht. Die Notizen sind nur für Sie gedacht, Sie brauchen dieses Protokoll niemandem zu zeigen.

Ein Ernährungstagebuch zu führen mag altmodisch und kompliziert

Datum/Uhrzeit	Was gegessen/getrunken	Menge	Begründung/ Stimmung

klingen – aber es hilft. Sie werden erstaunt sein, wie oft Sie tatsächlich etwas essen, und Sie werden feststellen, dass Sie alleine durchs Aufschreiben schon weniger essen. Probieren Sie es aus.

Idealerweise hat Ihr Notizblatt 3 Spalten:

- Tag/Uhrzeit
- Was haben Sie gegessen/getrunken und die ungefähre Menge
- Warum haben Sie gegessen/getrunken?

Neben dem „Was" ist auch das „Warum" sehr wichtig. Essen hat viel mit Emotionen zu tun, und Menschen mit Gewichtsproblemen essen oft nicht nur aus Hunger, sondern weil sie beispielsweise frustriert sind oder Stress haben. Oder weil sie Angst haben, unhöflich zu wirken, wenn sie etwas ablehnen. Schreiben Sie daher neben alles, was Sie essen, eine kurze Begründung. Beispiele:

- Kollegin hat es mir angeboten
- Hunger
- leckerer Geruch, kann nicht widerstehen
- bin frustriert, ich brauch das jetzt, usw.

Schreiben Sie den Eintrag in Ihr Protokoll, bevor Sie etwas essen. Der Vorteil dabei ist, dass Sie, während Sie schreiben, einen kleinen Moment innehalten und noch mal überlegen können, ob Sie wirklich etwas essen wollen. Vielleicht entscheiden Sie sich dann dagegen. Das ist bereits ein erster Schritt in Richtung neues Essverhalten.

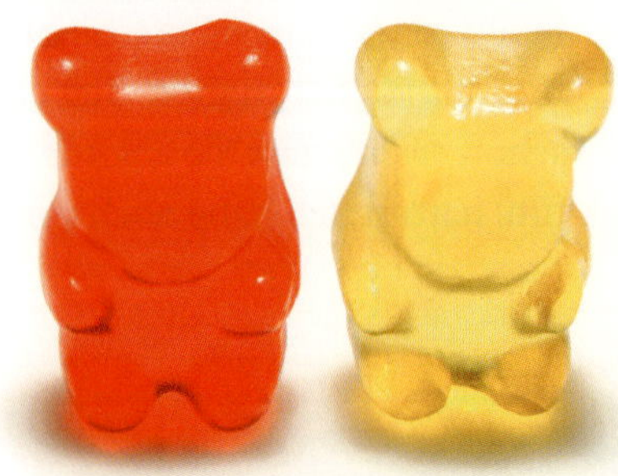

Finden Sie neue Ess-Rituale

Essen hat sehr viel mit Gewohnheiten zu tun: Jeden Morgen zum Frühstück ein Marmeladenbrötchen mit einer Tasse Kaffee, zwischendurch einen Schokoriegel, mittags dann etwas Herzhaftes und nachmittags wieder was Süßes. Das Glas Wein oder Bier am Abend gehört genauso zum Tag wie die Knabbereien zur Entspannung vor dem Fernseher.

Sich diese Dinge abzugewöhnen und auf einmal etwas ganz anderes oder gar nichts zu essen, ist extrem schwer. Der Mensch ist nun mal ein Gewohnheitstier.

Aber letztlich sind es genau diese Gewohnheiten, die dick machen. Nicht die Schlemmertage, sondern die vielen kleinen „Sünden" im Alltag – sie summieren sich zu einer ordentlichen Portion Hüftspeck. Das schnelle Croissant vom Bäcker, die eine Praline zwischendurch, die Gummibärchen vor dem PC, die Reste vom Kinderteller.

Wer sein Leben ändern will, muss zuerst seine Gewohnheiten ändern

Abnehmen bedeutet Ändern des Lebensstils. Wenn Sie bisher einen dick machenden Lebensstil hatten, werden Sie sich einen neuen schlank machenden Lebensstil angewöhnen müssen. Die gute Nachricht: Es ist einfacher, sich etwas Neues anzugewöhnen als etwas Bestehendes abzugewöhnen. Daher sollten Sie sich zuerst Gedanken darüber machen, was Sie in Zukunft tun wollen, damit Sie schlank werden. Finden Sie neue Rituale und ersetzen Sie die alten Stück für Stück.

Jeden Tag eine einzige Praline oder eine Handvoll Gummibärchen zu viel zu essen, erhöht das Gewicht jedes Jahr um mehr als 2,5 Kilogramm:
50 kcal x 365 Tage = 18.250 kcal.
18.250 kcal geteilt durch 7.000 kcal (entspricht 1 kg Körperfett)
= 2,6 kg Körperfett

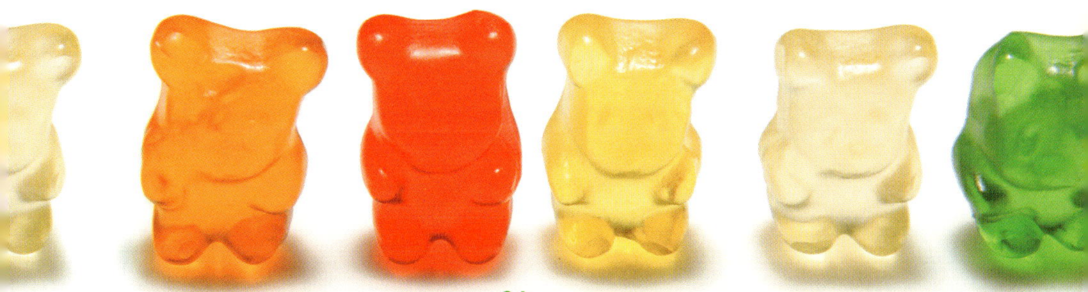

Gewohnheiten, die dick machen:

- Naschen, wenn irgendwo was herumliegt
- Nebenbei essen (beispielsweise beim Autofahren)
- Etwas essen, das Ihnen jemand anderes anbietet (z. B. die Kollegin)
- Immer den Teller leer essen
- Reste essen, z. B. vom Kinderteller
- Mahlzeiten ausfallen lassen und dann mit Heißhunger ungesundes Zeug verschlingen
- Zucker im Kaffee und Tee
- Ein Glas Wein oder Bier jeden Abend
- Teller immer randvoll füllen

Gewohnheiten, die schlank machen:

- Zwischendurch immer wieder Wasser trinken
- Langsam essen
- Regelmäßig essen
- Kleine Portionen essen
- Aufhören zu essen, sobald man satt ist
- Zu jeder Mahlzeit etwas Rohkost essen
- Zu Fuß gehen/die Treppe nehmen
- Bei Stress eine Entspannungsübung machen
- Zwei- bis dreimal die Woche zum Sport gehen

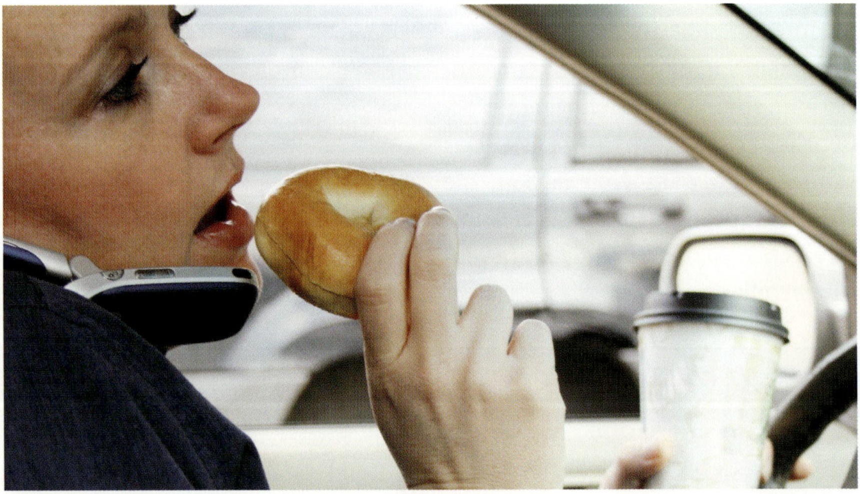

Essen Sie nur, wenn Sie hungrig sind – nicht aus Frust oder Stress

Kleine Kinder lernen sehr früh, dass Essen etwas Positives ist: Ein Baby, das schreit, bekommt die Brust oder das Fläschchen, ein Kleinkind bekommt einen Lutscher als Trost, wenn es weint, später eine Tafel Schokolade als Belohnung, wenn es gute Noten in der Schule hat. Und die Oma bringt als Zeichen ihrer Zuneigung immer was Süßes mit. Die Verknüpfung von Essen mit positiven Emotionen ist für die meisten Menschen ein fest installiertes Programm, das sie auch als Erwachsene fortführen. Essen aus Frust, Stress, Traurigkeit oder Langeweile ist weit verbreitet.

Doch auf Dauer führt dieses Programm nur zu weiterem Frust. Die positiven Ess-Emotionen halten meist nur kurz an und führen schnell zum Gegenteil – schlechtem Gewissen und Selbst-Vorwürfen, die im schlimmsten Fall mit erneutem Essen kompensiert werden.

Dabei gibt es viel mehr und bessere Möglichkeiten, gute Gefühle zu erzeugen. Machen Sie sich bewusst, ob Sie aus Hunger essen oder aus einem anderen Grund. Hier hilft das Ernährungstagebuch auf Seite 90.

> Manchmal ist Hunger übrigens nur eine Fehlinterpretation von Durst. Trinken Sie zuerst ein Glas Wasser und beobachten Sie, ob der Hunger danach noch anhält.

Wenn Sie den wahren Grund gefunden haben und es nicht Hunger ist, überlegen Sie, was Sie außer Essen noch tun könnten:

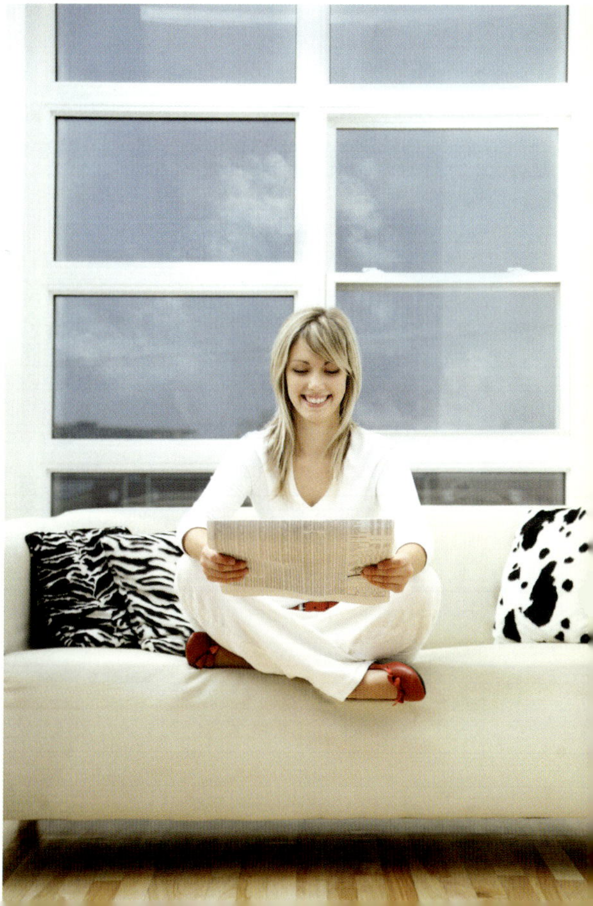

Bei Frust und Stress:

- Das beste Mittel gegen Frust und Stress ist Bewegung. Dabei werden Stresshormone abgebaut und Glückshormone ausgeschüttet. Gehen Sie ein paar schnelle Schritte, am besten draußen, laufen Sie ein paar Treppen hoch oder gehen Sie am Abend ins Fitness-Studio.
- Machen Sie Ihrem Ärger Luft: Sprechen Sie mit der Person, die Sie geärgert hat, und sagen Sie Ihre Meinung.
- Schreiben Sie alles auf, was Sie nervt – dann ist es aus dem Kopf.
- Wenn Sie wirklich was zu Kauen brauchen (Kauen beruhigt), dann essen Sie ein paar Karotten oder Kohlrabi.
- Entspannen Sie sich aktiv: mit Yoga, Autogenem Training oder einer kurzen Meditation.

Bei Traurigkeit:

- Lenken Sie sich mit einem guten Buch oder einem Kinofilm ab.
- Verabreden Sie sich mit einer Freundin zum Gespräch.
- Gehen Sie Shoppen und kaufen sich was Schönes.
- Tun Sie sich etwas Gutes, z. B. eine Massage oder einen Nachmittag in der Wellness-Oase eines guten Hotels.
- Räumen Sie Ihre Wohnung auf, das befreit den Geist.

Eine gute Möglichkeit, Frust und schlechte Laune abzubauen, ist putzen! Kaum eine andere Tätigkeit ist so gut geeignet, um sich abzureagieren wie das Bad zu putzen oder einen Teppich zu schrubben. Weiterer Vorteil dabei: Die Wohnung ist hinterher sauber.

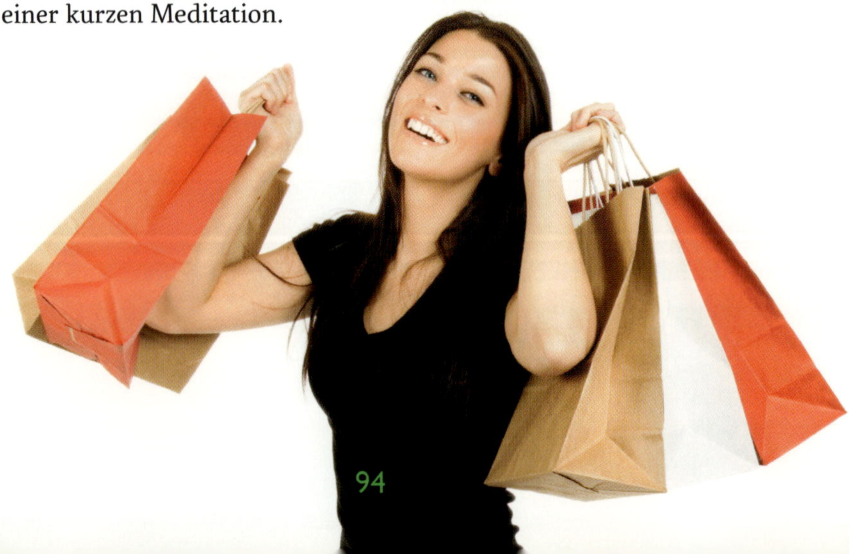

Bei Langeweile:

- Tun Sie etwas, das Sie schon lange nicht mehr getan haben, z. B. Keller aufräumen.
- Fahren Sie zum Shoppen oder ins Kino.
- Verabreden Sie sich mit Freunden zum Sport.
- Hören Sie schöne Musik.

Tipps bei Heißhunger
Kennen Sie auch das Gefühl, dass Sie schnell und dringend etwas ganz Bestimmtes essen müssen? Zum Beispiel einen Schokoriegel? Diesem Heißhunger können Sie mit ein paar kleinen Tricks begegnen – denn er geht oft von alleine wieder weg, wenn Sie ihm nicht sofort verfallen:

- Ganz bewusst „Stopp“ und „Nein“ sagen.
- Zuerst langsam ein Glas Wasser trinken.
- Eine kleine Portion des begehrten Lebensmittels essen – aber sehr langsam.
- Eine Runde um den Block gehen.
- Auf die Uhr schauen: 10 Minuten warten und erst essen, wenn der Drang dann immer noch da ist.
- Zähne putzen.

Sie dürfen auch mal „Nein“ sagen

Eine Übergewichtsfalle für viele Menschen sind andere Menschen. Essen in Gesellschaft ist weit verbreitet und tief in der menschlichen Gesellschaft verwurzelt. Vom Mittagslunch mit Kollegen übers Geschäftsessen mit Gala-Buffet und Betriebsfeiern, bis hin zu Geburts- und Feiertagen. Immer geht es darum, in Gemeinschaft mit anderen zu sein und zu essen. Die Gefahr, hierbei zuzunehmen ist groß. Denn der „Gruppendruck“ fordert meistens große Portionen mit Nachschlag und häufig auch sehr reichhaltige Speisen.

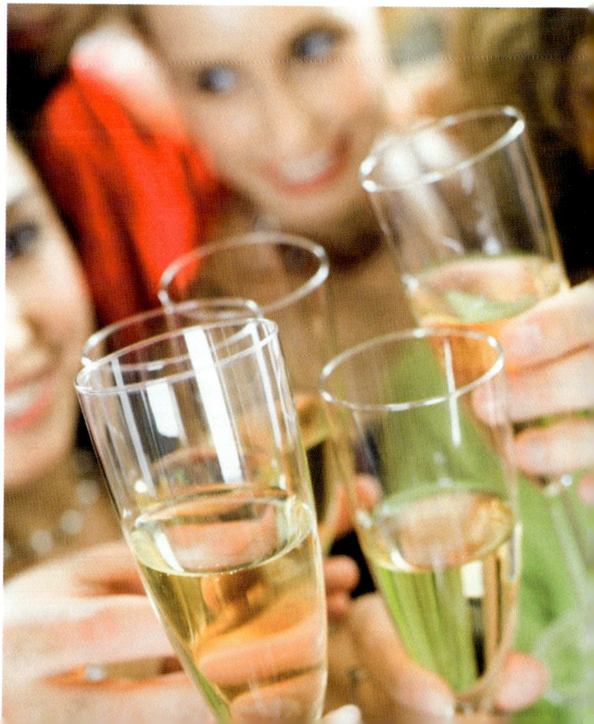

Sie müssen lernen, sozialverträglich und mit gutem Gewissen auch mal etwas abzulehnen. Sagen Sie *nein* zu Verlockungen, die Sie nicht wirklich brauchen und sagen Sie *nein* zu Menschen, die Sie zu etwas überreden wollen, was Ihnen nicht gut tut. Ein Nachschlag ist nicht notwendig, wenn Sie bereits satt sind, ein zweites Stück Torte auf Tante Ernas Geburtstag muss ebenfalls nicht sein. Gummibärchen oder eine Praline zwischendurch von der Kollegin dürfen Sie genauso ablehnen wie ein weiteres Glas Bier auf der Betriebsfeier. Vielen Menschen fällt das Nein sagen schwer, weil sie Angst vor einem möglichen Konflikt haben. Dabei ist es in über 90 Prozent der Fälle kein Problem, sofern Sie überzeugend dahinter stehen.

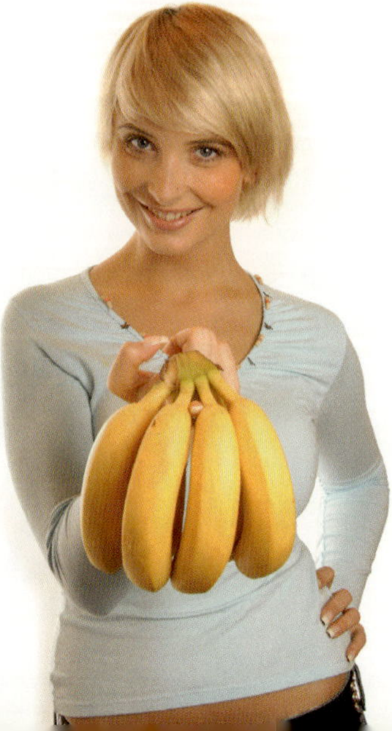

Üben Sie das Nein sagen jeden Tag zu Hause vor dem Spiegel.

Am besten weihen Sie Kollegen, Familie und Freunde in Ihre Abnehmpläne ein und machen sie zu Unterstützern. Sagen Sie Ihren Lieben klar und deutlich, dass Sie dabei sind, abzunehmen. Niemand wird Sie zum Essen nötigen, wenn Sie klar und deutlich sagen, dass Ihnen Ihre Gesundheit und Ihr Wohlbefinden wichtig sind und dass Ihnen eine Portion auf dem Teller genügt. Wenn Sie sich selber im Klaren über Ihr Ziel sind, können Sie auch andere dafür gewinnen.

Wenn Sie selber eine Feier ausrichten: Bieten Sie gesunde, fettarme und dennoch leckere Gerichte an – und zeigen Sie, dass es auch anders geht.

Machen Sie sich im Vorfeld ein paar Gedanken, wie Sie am besten mit Feiern und Geschäftsessen umgehen wollen und wer Ihnen hier eventuell Probleme bereiten könnte.

Machen Sie sich einen Plan, wie Sie mit Essfallen umgehen können

Situation	Wer ist dabei?	Wie gehe ich damit um?

Bedenken Sie bitte auch Folgendes: Sie dürfen ruhig auch ab und zu Schlemmen! Es ist beim Abnehmen gar kein Problem, gelegentlich mal richtig zuzulangen und in Kalorien zu schwelgen. Von der einen Hochzeit Ihrer besten Freundin werden Sie nicht dick werden. Es sei denn, Sie haben so viele Freundinnen, dass Sie jede Woche auf eine Hochzeit eingeladen sind.

Bleiben Sie flexibel

Eine der größten Herausforderungen beim Abnehmen ist es, ein Gleichgewicht zwischen Disziplin und gelegentlichem „sich was gönnen" zu finden. Wer sich perfektionistisch an zu strenge Vorgaben hält, wird früher oder später scheitern, denn die Essens-Verlockungen sind überall präsent und es ist extrem schwer, ihnen zu widerstehen, wenn man hungrig ist. Allzu oft schlägt eine zu strenge Kontrolle irgendwann ins Gegenteil um und endet in einem Essanfall. Wer andererseits bei jedem Stückchen Kuchen schwach wird, wird sein Ziel auch nicht erreichen. Hier gilt es, einen guten Mittelweg zu finden und mit den Versuchungen sinnvoll umzugehen.

Eine sehr erfolgreiche Methode ist die sogenannte **flexible Kontrolle**. Das bedeutet, die „Lieblings-Sünden" und gelegentliche Schlemmereien werden von vornherein eingeplant. Auf diese Weise werden sie nicht mehr als Misserfolge empfunden und negativ bewertet, sondern als ganz normal angesehen und schnell wieder vergessen. Beispiel: Eine typische Aussage ist: „Ich esse nie wieder Schokolade". Wenn man das selber ernst nimmt, müsste das heißen, wirklich nie wieder im ganzen Leben ein Stück Schokolade anzurühren.

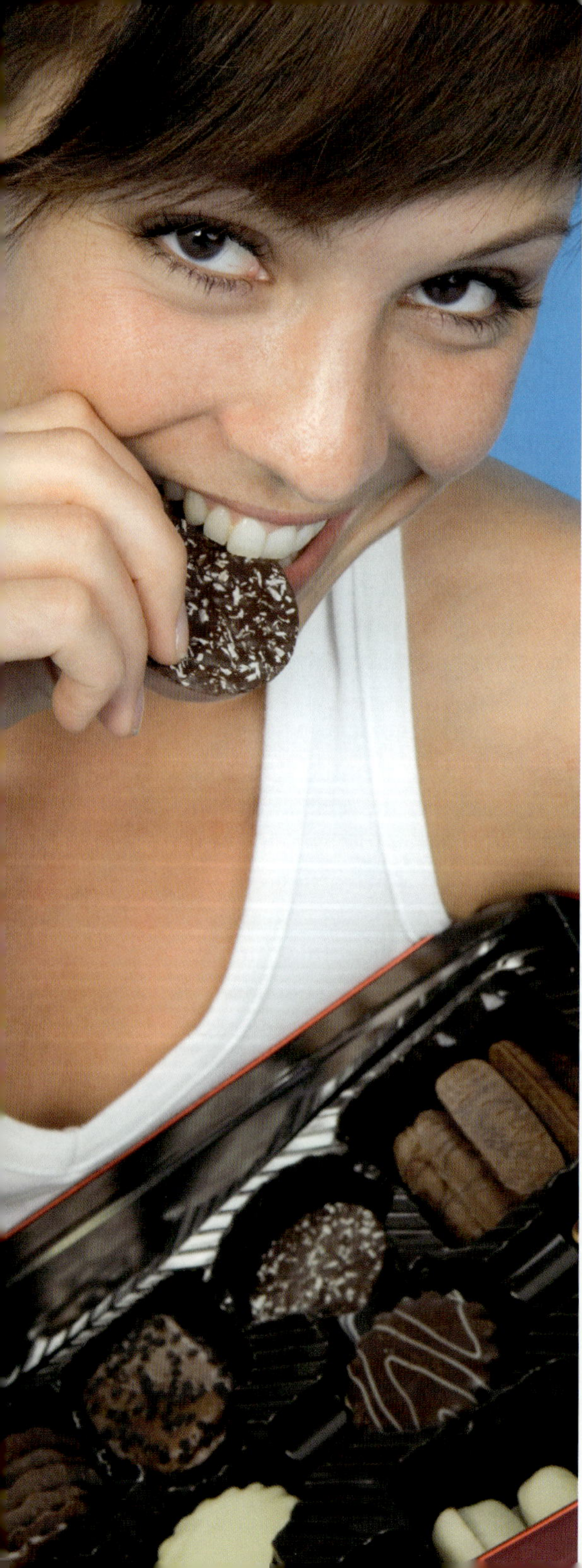

Das ist kaum zu schaffen und auch überhaupt nicht notwendig. Ein flexibler Vorsatz wäre stattdessen „Ich esse im Monat nicht mehr als insgesamt eine Tafel Schokolade". Das kann heißen, jeden zweiten Tag ein kleines Stückchen oder alles auf einmal und dann nichts mehr für den Rest des Monats. Auf jeden Fall ist dieser Zeitraum überschaubar und kalorienmäßig ist das absolut in Ordnung.

Planen Sie Ihre „Sünden" mit Köpfchen – dann brauchen Sie hinterher kein schlechtes Gewissen zu haben.

Überprüfen Sie Ihre Vorsätze: Sind sie sehr streng oder lassen sie Raum für Genuss? Formulieren Sie die folgenden und Ihre eigenen Vorsätze um, so dass Sie entspannt damit leben können.

Rigide Vorsätze	Flexible Vorsätze
Ich esse nie wieder Schokolade	
Ich trinke keinen Alkohol mehr	
Ich mache zukünftig jeden Tag eine halbe Stunde lang Sport	
Ich esse nur noch Vollkornbrot	
Ich esse zukünftig nur noch, wenn ich wirklich Hunger habe	

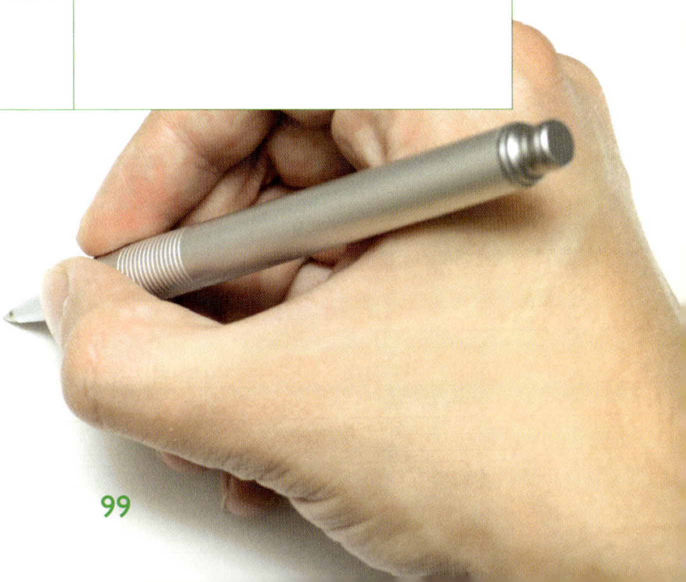

Tipps & Rezepte: Die Stundendiät im Alltag

Gesunde Ernährung nach den Prinzipien des amapur-Konzepts ist nicht zeitaufwändig. Der praktische Teil gibt Ihnen Tipps und Anregungen, die sich leicht in Ihrem Alltag umsetzen lassen.

Richtig Einkaufen

Schauen Sie beim nächsten Supermarktbesuch ruhig mal in den Einkaufswagen anderer Kunden. Häufig lässt sich von dessen Inhalt auf die Figur schließen.

Gesund und schlank ist und bleibt, wer Lebensmittel intelligent auswählt. Dazu muss man kein Ernährungsexperte sein, sondern nur den gesunden Menschenverstand benutzen. Darauf sollten Sie achten:

Etiketten genau lesen

Die Zutaten sind in der Reihenfolge des Gewichtsanteils angegeben. An erster Stelle steht die Hauptzutat, an letzter die mit der geringsten Menge. Müslis, bei denen Zucker an erster oder zweiter Stelle steht, gehören nicht auf Ihren Frühstückstisch. Bei langen Auflistungen von Zusatzstoffen, Geschmacksverstärkern und Konservierungsmitteln sollten Sie lieber zu Alternativen greifen.

Einkaufstipp
Essen Sie vor dem Einkaufen eine Kleinigkeit. Ideal sind ein Apfel, etwas Joghurt oder Quark, ein Eiweiß-Shake. Satt einzukaufen reduziert die Wahrscheinlichkeit, dass Kalorienbomben wie Schokolade oder Chips im Einkaufswagen landen.

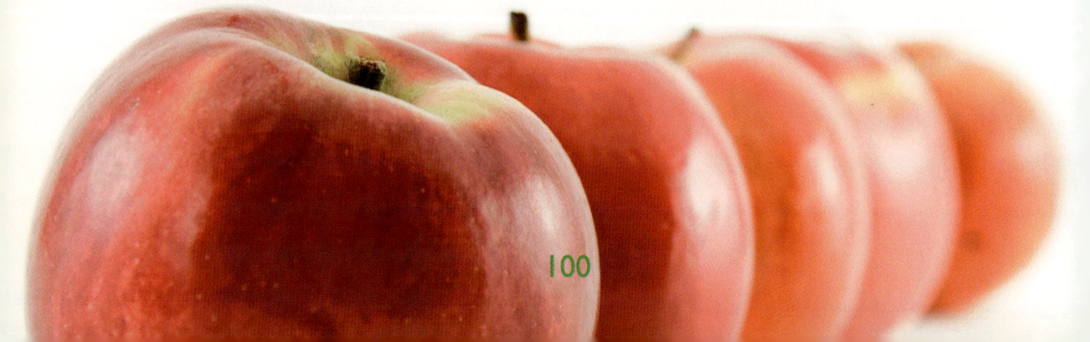

Zucker ist oft nicht auf Anhieb zu erkennen. Oder wussten Sie, dass „Maltodextrin“ und „Glukose-Fruktosesirup“ nichts anderes als Zucker sind? Die Lebensmittelhersteller greifen oft zu einem kleinen Trick, um den Zucker zu verstecken: Sie setzen verschiedene Zuckerarten zu und nennen dafür die chemischen Fachbegriffe. Sie erkennen Zucker an den Wortendungen „-ose“ und „-dextrin“. Zum Beispiel: Saccharose = Haushaltszucker, Fruktose = Fruchtzucker und Glukose = Traubenzucker.

Tipp

Für alle, die keine Rosinen im Müsli mögen: Der Müsli-Hersteller Seitenbacher bietet eine große Auswahl rosinenfreier Müslis. Oder Sie probieren das Bircher-Müsli-Rezept (Seite 132).

Das Bio-Müsli ist die bessere Wahl, da es kaum zugesetzten Zucker enthält. Die enthaltenen komplexen Getreide-Kohlenhydrate sättigen lange und halten den Blutzuckerspiegel stabil.

Knuspermüsli	**Bio-Müsli**
430 kcal/100 g 68 g Kohlenhydrate/100 g	342 kcal/100 g 56,3 g Kohlenhydrate/100 g
ZUTATEN 39 % Vollkorn-Haferflocken, Zucker, 10 % Weizenpops (gepuffte Weizenkörner), pflanzliches Öl, Weizenmehl, Reismehl, 3,1 % Honig, 2,9 % getrocknete Kokosraspel, Glukose-Fruktose-Sirup, Kochsalz, fettarmer Kakao, getrockneter Gerstenmalzextrakt mit Emulgator Sojalecithine, Calciumcarbonat, Aroma Vanillin.	**Zutaten:** Haferflocken*, Weizenflocken*, Weizenpoppies*, (Weizenvollkorn*, Ahornsirup*), Weizenflakes* (Weizen*, RAPADURA® Vollrohrzucker*, Meersalz), Bananengranulat*, Cashewkerne*, Kokoschips*, Datteln* gehackt, Ananas* gehackt. **Alle Zutaten aus kontrolliert biologischem Anbau** DE-006-Öko-Kontrollstelle

Die abgebildeten Zutatenlisten stehen beispielhaft für die Lebensmittelgruppe.

Fettarm heißt nicht kalorienarm

Zusätze wie „fettfrei“ oder „zuckerfrei“ bedeuten nicht, dass wenige Kalorien enthalten sind. Fettfreie Produkte enthalten häufig anstelle des Fetts viel Zucker, denn Fett und Zucker sind wichtige Geschmacksträger und ohne beides schmeckt das Produkt nicht so gut (ein Beispiel sind „fast fettfreie“ Light-Joghurts). „Zuckerfrei“ heißt nicht, dass kein Zucker enthalten ist – das Gesetz erlaubt für diese Aussage maximal 0,5 Gramm Zucker pro 100 Gramm oder 100 Milliliter. Beurteilen Sie diese Produkte auf Basis der tatsächlichen Kalorienangaben, die meist für 100 Gramm, manchmal auch pro Portion ausgewiesen sind.

Besser weniger als „Light“

Studien zeigen, dass „Light“-Produkte dazu verleiten, die eingesparten Kalorien mit extragroßen Portionen zu kompensieren. Unter der falschen Annahme nur halb so viele Kalorien aufzunehmen, wird das Doppelte gegessen. Das Ergebnis: Kalorien werden nicht gespart, zudem kommt das Geschmackserlebnis zu kurz.

Kaufen Sie „Light“-Produkte nur in Maßen und sparen Sie Kalorien lieber mit Lebensmitteln wie Gemüse und Obst.

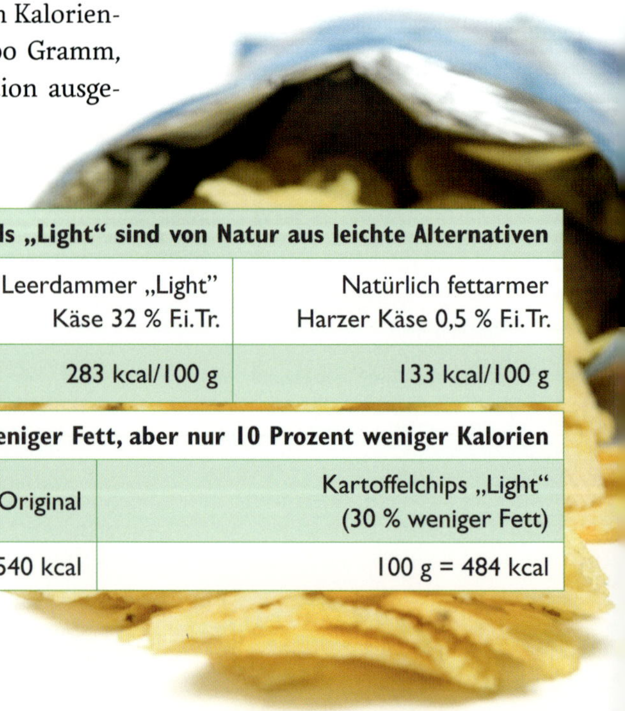

Besser als „Light“ sind von Natur aus leichte Alternativen		
Würziger Appenzeller Käse 50 % F.i.Tr.	Leerdammer „Light" Käse 32 % F.i.Tr.	Natürlich fettarmer Harzer Käse 0,5 % F.i.Tr.
385 kcal/100 g	283 kcal/100 g	133 kcal/100 g

30 Prozent weniger Fett, aber nur 10 Prozent weniger Kalorien	
Kartoffelchips Original	Kartoffelchips „Light“ (30 % weniger Fett)
100 g = 540 kcal	100 g = 484 kcal

Fett in Trockenmasse versus Fett absolut

Die Fettangaben auf Käse und Quark verwirren. Was ist besser: 15 Prozent Fett absolut oder 40 Prozent Fett in der Trockenmasse (F.i.Tr.)?

Unterschiedliche Käsesorten haben unterschiedliche Wasseranteile, was sich auch auf den Fettgehalt auswirkt. So enthält Quark beispielsweise mehr Wasser als Parmesankäse. Darum wird der Fettanteil nicht als absoluter Wert, sondern als Fett in der Trockenmasse angegeben.

Sahnequark (40 Prozent F.i.Tr.) enthält nur 10 Gramm Fett pro 100 Gramm, im Vergleich zum Edamer (ebenfalls 40 Prozent F.i.Tr.) mit 26 Gramm Fett pro 100 Gramm. Lassen Sie sich von den Fettangaben auf Käse- oder Quarkverpackungen nicht verwirren. Der absolute Fettanteil ist der, der zählt. Sie finden ihn bei verpackten Käsesorten unter den Nährwertangaben (Gramm Fett pro 100 Gramm).

Sorte	kcal/100 g	g Fett/100 g
Appenzeller 50 % F.i.Tr.	385	33
Edamer Scheiben 40 % F.i.Tr.	341	26
Leerdammer „Light“ 32 % F.i.Tr.	283	17
Gouda „Light“ 16 % Fett absolut	268	16
Camembert 12 % Fett absolut	197	12
Quark 40 % F.i.Tr.	155	10
Mozzarella „Light“ 10 % Fett absolut	176	10
Magerquark 0,2 % F.i.Tr.	67	0,2

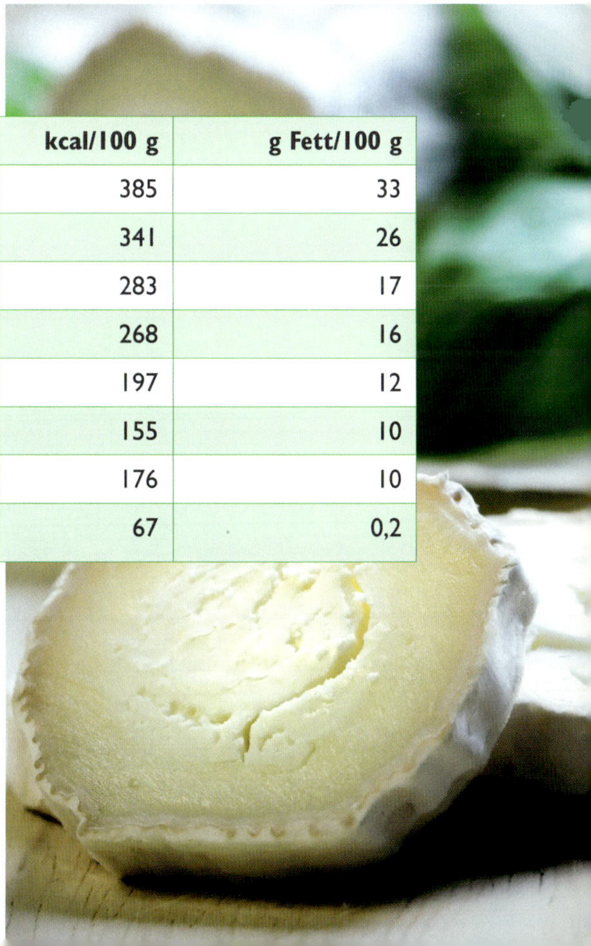

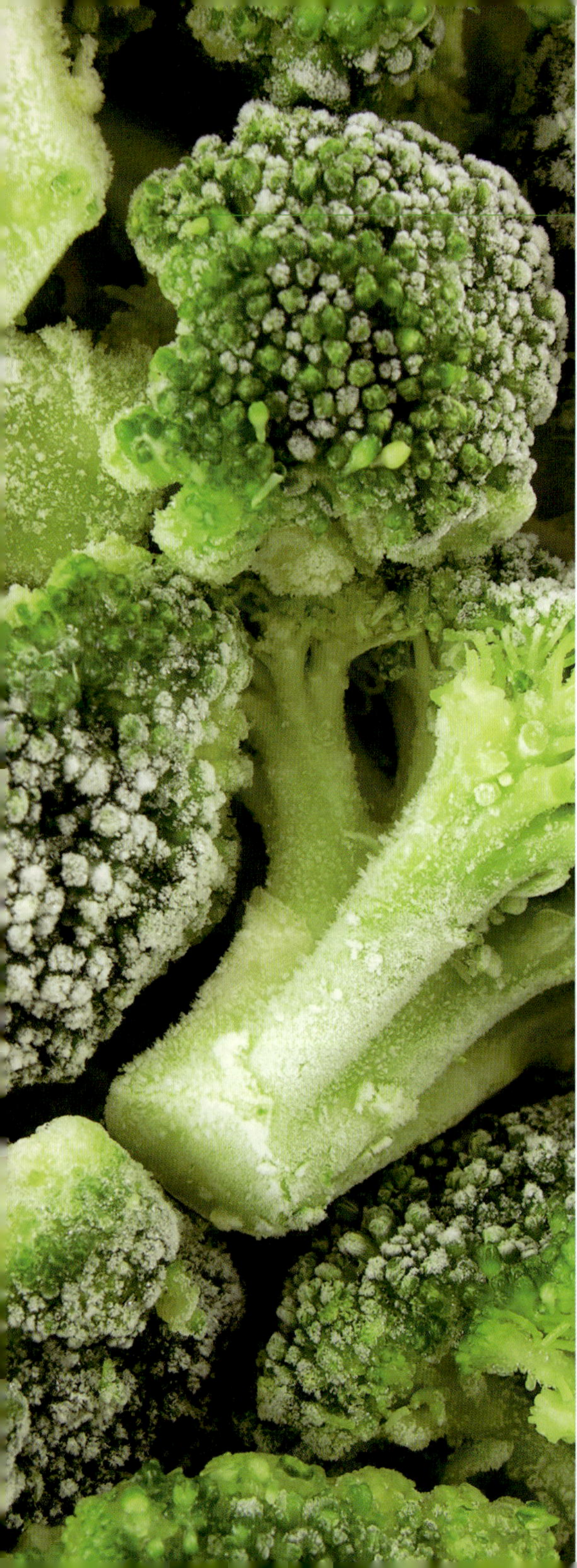

Nicht an der Qualität sparen

Sparen Sie nicht bei der Qualität der Nahrungsmittel. Es hat seinen Grund, dass das Tiefkühlgericht aus biologischem Anbau ohne Zusatzstoffe und Geschmacksverstärker mehr kostet. Reduzieren Sie lieber Ihre Ausgaben für Alkohol und Softdrinks. Ihr Körper verdient beste Inhaltsstoffe, um leistungsfähig zu bleiben.

Sondergrößen ade

Hände weg von extragroßen Sonder- oder Familienpackungen, sie verführen dazu, mehr zu essen („aufessen“) und liefern gratis vor allem jede Menge unnötige Extra-Kalorien.

Ja zu Tiefkühlkost

Tiefkühlprodukte sind schnell zubereitet und hervorragende Vitaminlieferanten. Ziehen Sie die puren Varianten den mit Rahm und Käse verfeinerten Gerichten vor. Ebenso einfaches Fischfilet statt panierter Fischstäbchen oder Fertig-Schnitzel. Ideal sind portionierbar abgepackte Tiefkühlgerichte wie Spinat-Würfel.

Packung Tiefkühl Blattspinat	Packung Tiefkühl Rahm Blattspinat	Packung Tiefkühl Blattspinat mit Mozzarella
18 kcal/100 g	66 kcal/100 g	99 kcal/100 g

Seelachsfilets in Marinade	Fischstäbchen	Paniertes Cordon Bleu
90 kcal/100 g	197 kcal/100 g	237 kcal/100 g

Dosenprodukte ergänzend einsetzen

Für eine gesunde Vorratshaltung eignen sich auch Dosenprodukte. Mit Maiskörnern, Kidneybohnen, geschälten Tomaten oder Sauerkraut aus der Konserve lassen sich schnell gesunde Speisen zaubern oder ergänzen.

Nicht so optimal sind Dosen-Fertiggerichte oder ungekühlte Fertiggerichte, die fertig eingeschweißt sind oder zur Zubereitung nur mit Wasser aufgegossen werden. Diese enthalten meistens wenige Vitalstoffe und sollten unbedingt mit einem frischen Salat, Rohkost oder einem Stück Obst als Dessert verfeinert werden.

Süß- und Knabberzeug

Kaloriensünden wie Kartoffel-Chips und Süßigkeiten gehören nicht und wenn nur in kleinen Mengen (Standardgröße statt Familienpackung) in den Einkaufskorb. Hat man sie einmal im Haus, neigt man zum Aufessen, oft aus purer Langeweile. Wenn es unbedingt sein muss, dann bevorzugen Sie dunkle Schokolade mit einem hohen Kakaoanteil (70 Prozent).

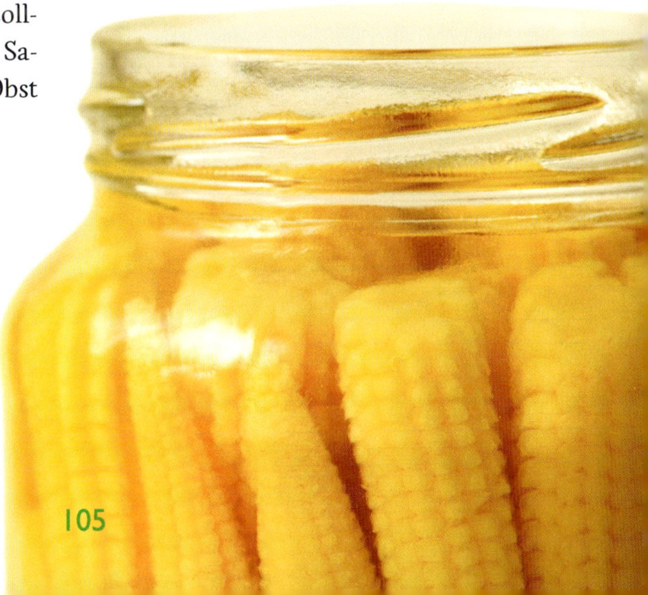

Gesunder Einkaufswagen	Ungesunder Einkaufswagen
• Gemüse (frisch, Tiefkühl, in Dosen) • Obst (frisch, Tiefkühl) • Joghurt (1,5% Fett), Magerquark, Sauerrahm (zum Verfeinern), Käse (bis zu 30% F.i.Tr., zum Beispiel Hüttenkäse, Harzer Käse) • Kartoffeln • Frischer Fisch, Fisch in Dosen (im eigenen Saft) • Puten- und Hühnerfleisch, magerer Schinken, Putenbrust • Eier • Vollkornbrot, Knäckebrot, Vollkornreis, Vollkornpasta, Müsli (ohne Zuckerzusatz), Reiswaffeln • Sonnenblumenkerne, rohe Nüsse • Schokolade (60 bis 70% Kakao) • Pflanzliche Öle (v.a. Oliven-, Raps-, Sonnenblumenöl) • Essig, Tomatenmark, Senf, Gemüsebouillon • Wasser, Tee	• Tiefkühl-Gemüse in Käse- oder Fettsoße • Obst (in Dosen) • Pommes frites • Sahne, Schmelzkäse, Käse (mit mehr als 45% F.i.Tr.), Crème fraîche, Crème double, süße Milch-Drinks • Fischstäbchen, Fischkonserven in Öl eingelegt • Fettes Fleisch, Salami, Leberwurst, Fleischsalat • Zuckerhaltige Cornflakes, Toastbrot, helle Brötchen, Weißbrot • Gesalzene Erdnüsse, Chips • Schokoladen-Riegel, Müsli-Riegel, Sahneeis, Butterkekse, Pudding • Limonaden, Cola-Getränke, Fruchtsaftgetränke, Fruchtnektare, Instant-Tee, Bier

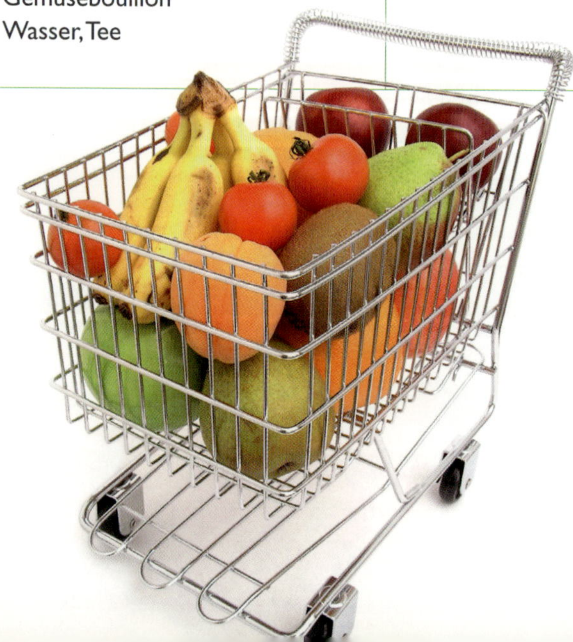

Gesunder Kühlschrank

Egal ob Single oder Großfamilie, der Kühlschrank spielt in jedem Haushalt eine zentrale Rolle. Sicher kennen Sie diese typische Situation: Nach einem langen Tag endlich zu Hause. Auf der Suche nach Essbarem wird der Kühlschrank geplündert. Schnell soll es gehen, der Hunger ist groß, also wird flink das einzig vorhandene halbfertige Gericht, die Tiefkühlpizza, in den Ofen geschoben.

Aus Langeweile oder Appetit gehen Sie immer wieder zum Kühlschrank und naschen an allem, was Sie dort finden: Käse- und Wurstscheiben, Pralinen, Joghurts. Zwischendurch immer wieder ein Schluck Limo. Ohne dass Sie es merken, landen schnell ein paar hundert Kilokalorien auf Ihren Hüften.

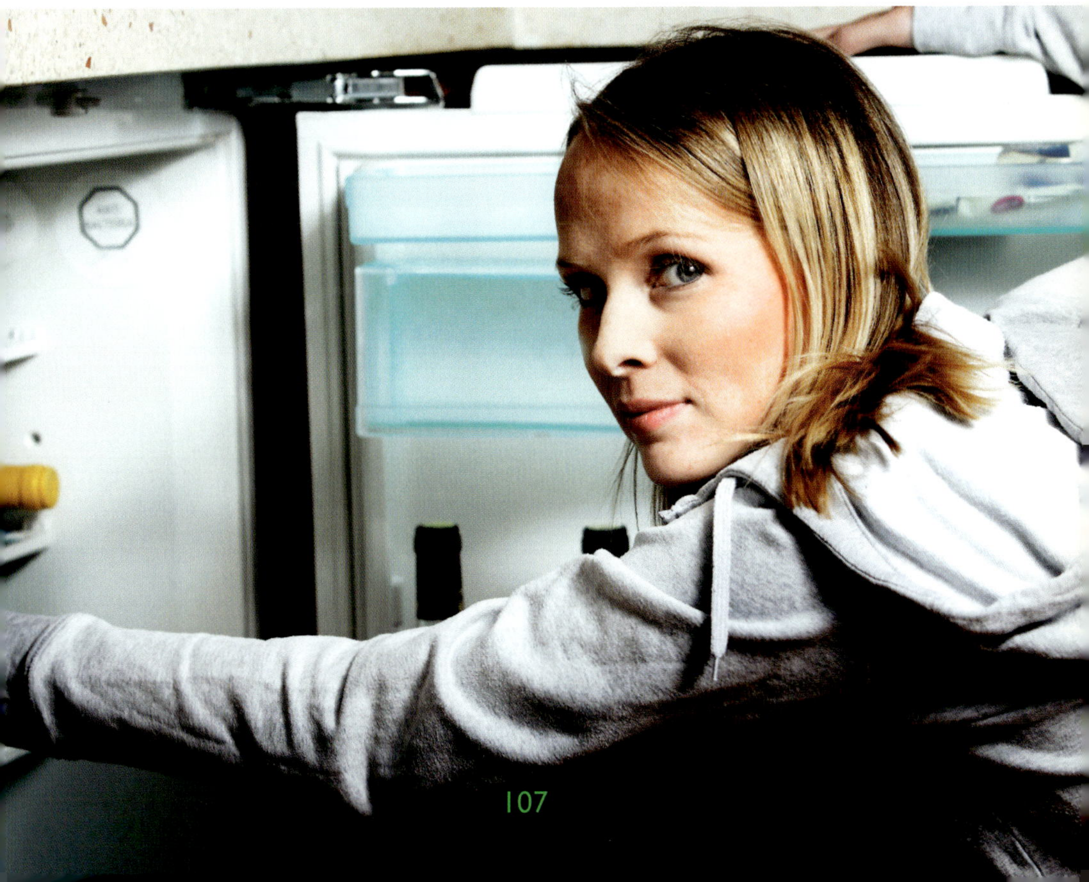

Intelligente Vorratshaltung

Die Chance, diesen unkontrollierten Naschattacken und Versuchungen zu widerstehen und sich figurbewusst zu ernähren, steigt erheblich, wenn der Kühlschrank ausgewogen gefüllt ist.

Das gilt besonders für Fertiggerichte und Süßigkeiten. Wer Naschereien nicht widerstehen kann, sollte keine im Haus haben. Wenn Sie extra in den Supermarkt oder zur Tankstelle fahren müssen, um Ihren Süßhunger zu stillen, überlegen Sie es sich zweimal. Dasselbe gilt für kalorienhaltige Getränke wie Limonade, Cola und die teils recht kalorienreichen Wellness-Getränke.

Die Tabelle zeigt Ihnen, wie Sie Ihren Kühlschrank intelligent füllen und welche Lebensmittel in welchen Teil des Kühlschranks gehören.

Natürlich können Sie sich auch mal einen fetten französischen Käse oder eine Leberpastete gönnen. Sie sollten diese Verwöhn-Speisen aber nicht vorrätig haben, sondern sie nur bei Bedarf und in kleinen Mengen kaufen.

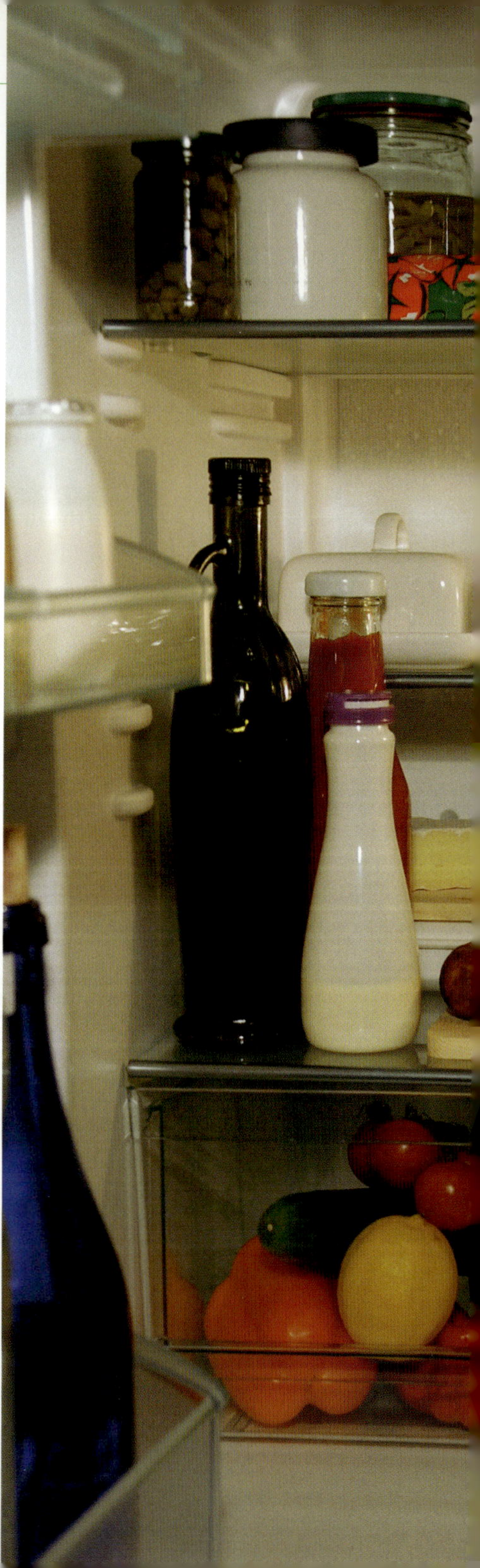

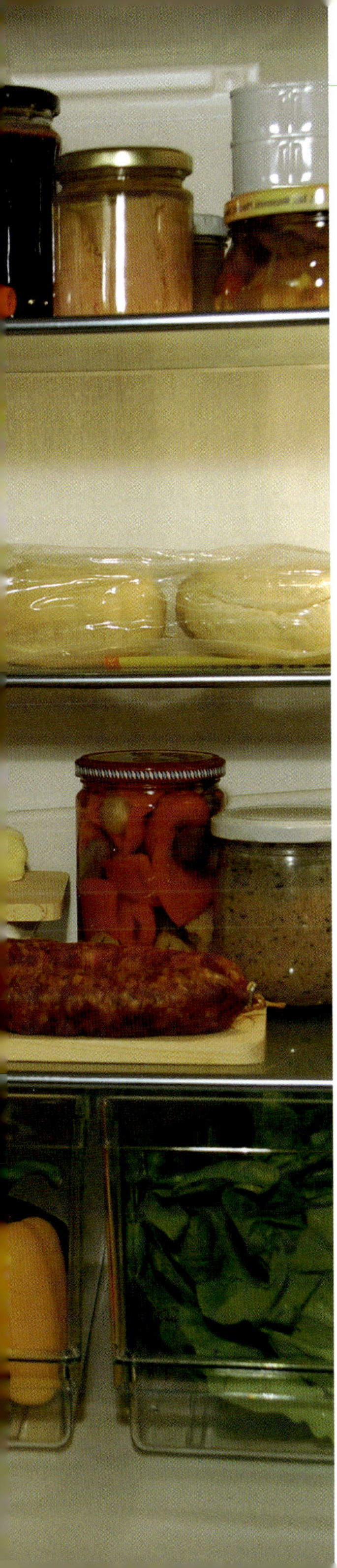

	Figurfreundlicher Kühlschrank	Kalorienbomben Kühlschrank
Gefrierfach	Tiefkühl-Gemüse, Tiefkühl-Gerichte, Spinat-Pizza, Tiefkühl-Beeren	Salami-Pizza, Tiefkühl-Frittiertes (paniertes Schnitzel, Fischstäbchen, Pommes)
3. Fach	Harzer Käse, Schinken, Putenbrust	Salami, Leberwurst, fetthaltiger Käse (Brie)
2. Fach	passierte Tomaten, Gewürzgurken, geöffnete Dose Maiskörner, Naturjoghurt, Quark, Hüttenkäse	Pudding, süße Milchgetränke, Ravioli-Dose, gezuckerte Obstkonserven
Glasplatte	Pute, Huhn, Fisch, mageres Fleisch, Sushi-Platte	Bratwurst, fertige Hackfleischbällchen, Fertigsalate
Gemüsefach	Tomaten, Äpfel, Salat, Paprika, Zitrone	Toastbrot, Bierdosen
Tür	Marmelade, Senf, Meerrettich, Olivenöl, Tomatenmark, Eier, Wasser, fettarme Milch	Nuss-Nougat-Brotaufstrich, Ketchup, Mayonnaise, Schokolade, Limonade, Cola, Fruchtsaftgetränke

Spät abends noch Lust auf was Warmes?

Machen Sie sich eine Suppe. Gemüsesuppen sättigen, ohne zu belasten, sind kalorienarm und enthalten viele Vitamine und Ballaststoffe. Unsere Suppen-Ideen (ab S. 135) können Sie auf Vorrat zubereiten und in kleinen Portionen einfrieren.

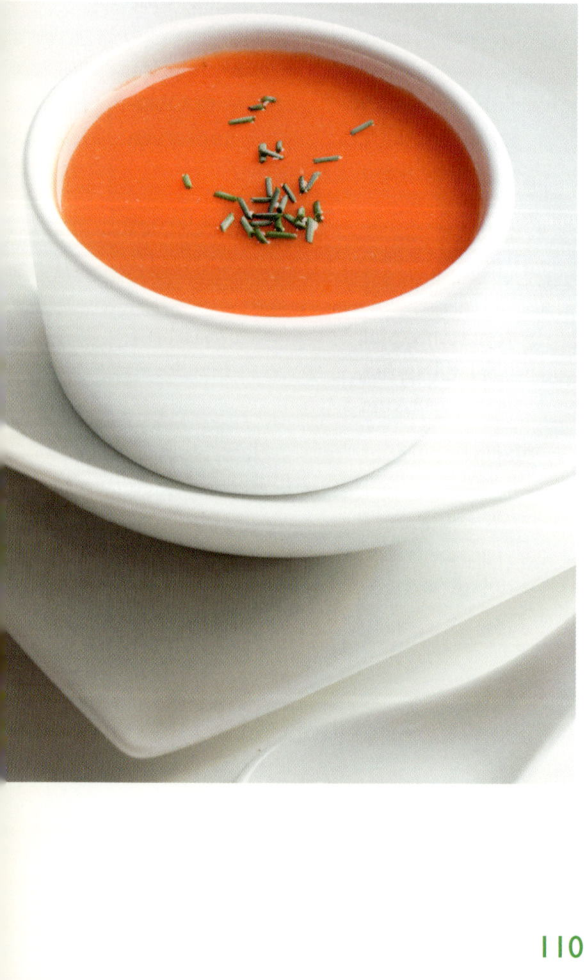

Schnelle Suppen-Idee
Genießen Sie eine leichte Tomatensuppe mit einer Scheibe Vollkornbrot: 2 Maßlöffel amapur Tomaten Suppe mit circa 250 ml heißem Wasser mit Standmixer oder Rührstab cremig rühren. Nach Belieben würzen. Vollkornbrot mit etwa 50 g Frisch- oder Hüttenkäse (0,2 % Fett) bestreichen. Liefert mit circa 229 Kilokalorien ein leichtes Abendessen.

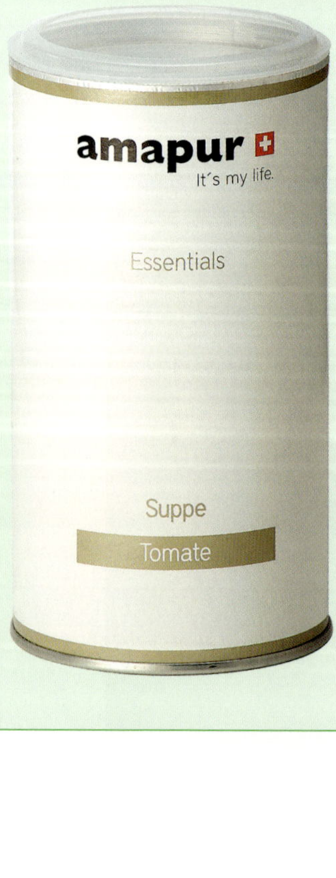

Selber kochen ist Ihnen zu aufwändig?

Das muss nicht sein. In zehn Minuten können Sie das folgende Gericht zaubern. Alles, was Sie brauchen sind eine Packung Tiefkühlgemüse, 200 Gramm Putenfleisch, Gewürze, Olivenöl.

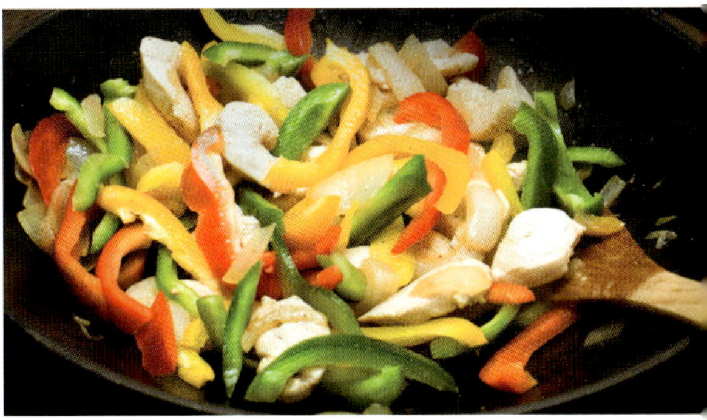

1. Tiefkühl-Gemüse in Mikrowelle auftauen.
2. Putenfilet würzen und in der Pfanne anbraten.
3. Beides auf einen Teller. Genießen.

Noch schneller geht es, wenn Sie ein fertiges Tiefkühlgericht in der Mikrowelle oder in der Wok-Pfanne zubereiten. Achten Sie darauf, dass die Gerichte nicht paniert oder frittiert, nicht reich an Sahne und Käse und möglichst naturbelassen sind.

Tipp für Tiefkühlgerichte
Peppen Sie diese mit frischem Gemüse auf, zum Beispiel extra Tomatenscheiben auf die Gemüsepizza, eine kleine Dose Mais in die Gemüsepfanne, frische Paprikastreifen zum Reisgericht.

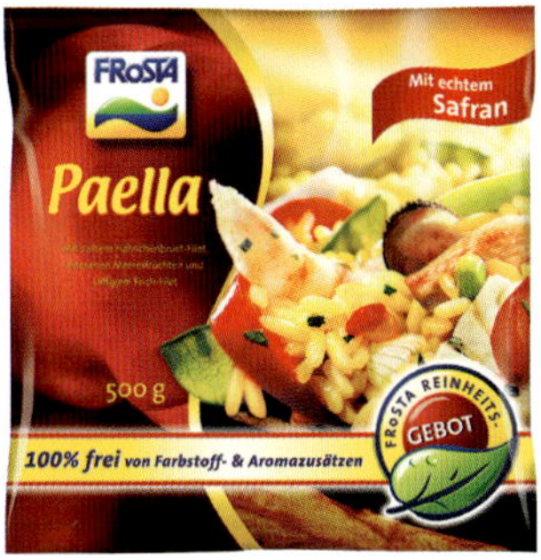

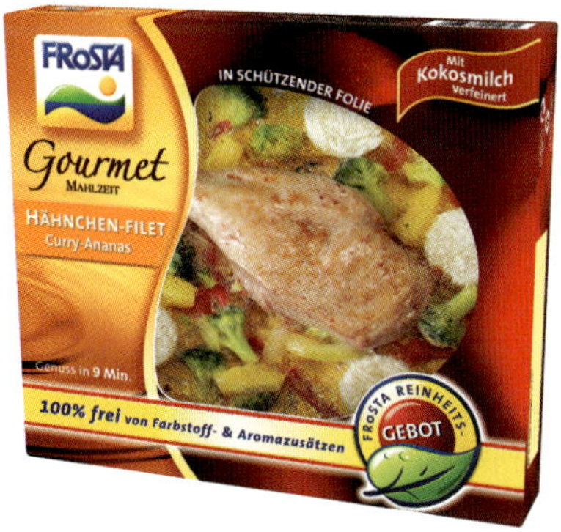

Snacks für Zwischendurch

Ein kleiner Snack vormittags und nachmittags zwischen den Mahlzeiten verhindert, dass Sie ausgehungert auf die Hauptmahlzeiten warten und davon zu viel essen. Intelligente Snacks sorgen außerdem für einen ausgeglichenen Blutzuckerspiegel und liefern konstante Energie über den ganzen Tag.

Energieschub für Zwischendurch

Von Müsli- und Energieriegeln sollten Sie lieber die Finger lassen, da diese häufig viel Zucker und damit zu schnell verwertbare Kalorien enthalten.

Geben Sie Snacks mit komplexen Kohlenhydraten, Ballaststoffen und wertvollem Eiweiß den Vorzug. Sie sättigen länger und sorgen für einen ausgeglichenen Blutzuckerspiegel.

Ideal eignen sich ein Stück Obst und einige Nüsse oder Mandeln. Zusammen erhalten Sie eine ideale Kombination von komplexen Kohlenhydraten und Eiweiß. Obst liefert wichtige Vitamine und Ballaststoffe, Nüsse und Kerne wertvolles Eiweiß.

Da Nüsse sehr fett- und damit kalorienreich sind, sollten Sie nicht mehr als eine kleine Handvoll verzehren.

Anti-Stress-Snacks mit viel Magnesium

- Mandeln
- Sonnenblumenkerne
- Cashew-Nüsse
- Sojabohnen
- Kohlrabi
- Vollkornbrot
- Bananen

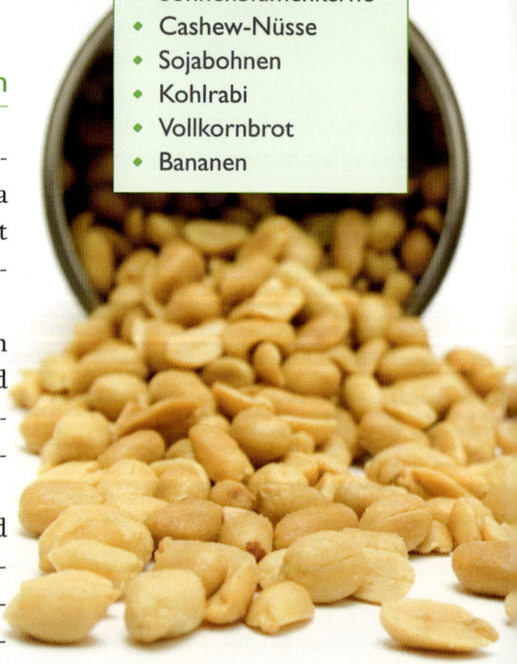

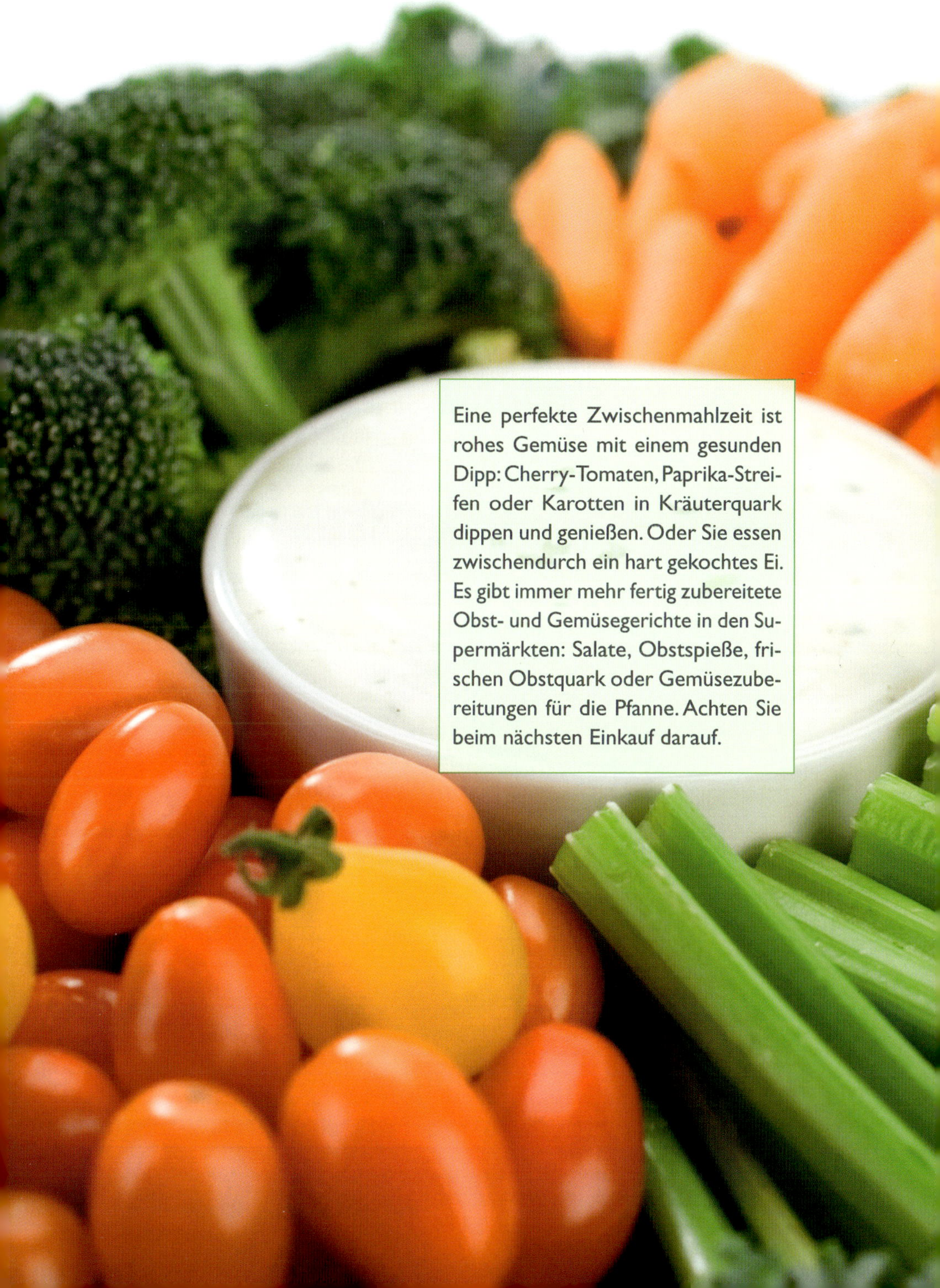

Eine perfekte Zwischenmahlzeit ist rohes Gemüse mit einem gesunden Dipp: Cherry-Tomaten, Paprika-Streifen oder Karotten in Kräuterquark dippen und genießen. Oder Sie essen zwischendurch ein hart gekochtes Ei. Es gibt immer mehr fertig zubereitete Obst- und Gemüsegerichte in den Supermärkten: Salate, Obstspieße, frischen Obstquark oder Gemüsezubereitungen für die Pfanne. Achten Sie beim nächsten Einkauf darauf.

Ideale Energielieferanten für Zwischendurch

Snack-Idee	Kalorien
Obst	
1 großer Apfel (200 g)	104
1 große Birne (220 g)	114
1 große Banane (116 g)	110
Roher Gemüse-Snack	
½ Tüte Baby-Karotten (Supermarkt Kühlregal, 125 g)	30
1 große Handvoll Cherry-Tomaten (150 g, 10 Stück)	29
1 Bund Radieschen (245 g)	37
1 große Paprikaschote in Streifen schneiden (225 g)	45
dazu 3 große EL 0,2%iger Kräuterquark (125 g)	94
Gemüsesaft (ohne Zusatzstoffe)	
400 ml Tomatensaft	60
400 ml Möhrensaft	116
Nüsse und Kerne	
1 kleine Handvoll Sonnenblumenkerne (13 g)	73
1 kleine Handvoll Kürbiskerne (13 g)	71
1 kleine Handvoll ungesalzene rohe Mandeln (ca. 20 Stück, 20 g)	128
1 kleine Handvoll Walnuss-Kerne (ca. 8 Stück, 20 g)	132
1 kleine Handvoll ungesalzene Cashewnüsse (ca. 10 Stück, 20 g)	129
8 Maronen (frisch oder vakuumiert, vorgekocht, 45 g)	88
1 kleine Handvoll Wasabi-Erbsen (15 g)	68
Herzhaftes und Süßes	
1 große Handvoll Dr. Quendt Bemmchen (20 g)	75
2 Vollkornkekse	88
3 Finn Crisp Knusperscheiben mit 3 EL 10%igem Hüttenkäse (85 g)	151
4 Reiswaffeln (29 g)	139
1 hart gekochtes Ei	97
1 Stück dunkle Schokolade (70 %)	85
6 amapur Kartoffel-Dinkel Kekse	100
1 amapur Schoko-Riegel	118
Power-Shake	178
2 Maßlöffel amapur Vanille Frappé, 1 Apfel, 400 ml kaltes Wasser: alles in einen Standmixer geben und zerkleinern bis der Shake eine cremige Konsistenz hat.	

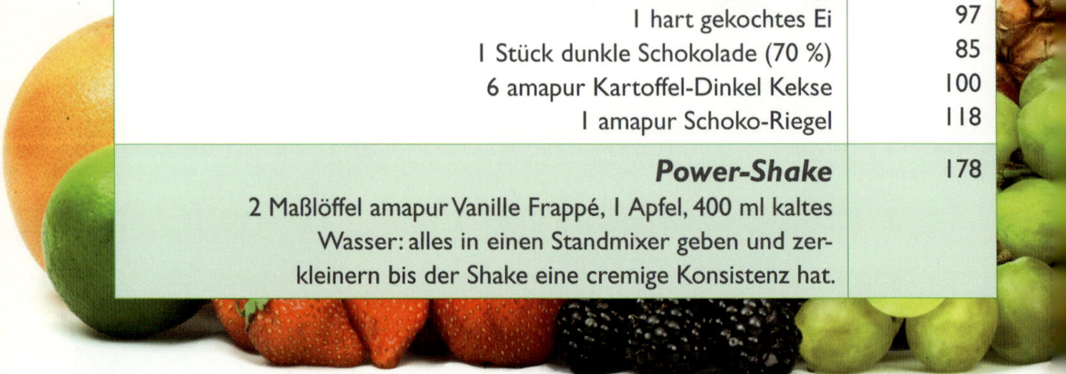

Im Flugzeug

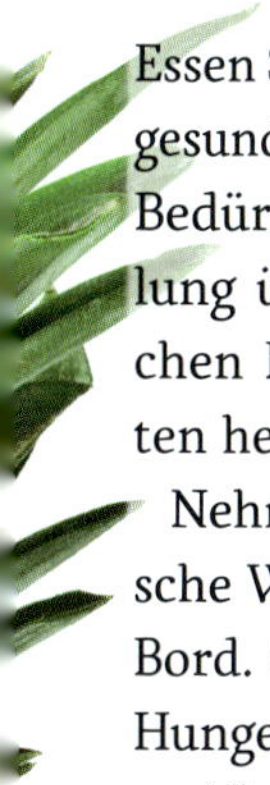

Essen Sie vor dem Abflug eine leichte, gesunde Mahlzeit. So umgehen Sie das Bedürfnis, aus hungriger Verzweiflung über die angebotenen fettreichen Erdnussbeutel oder Chips-Tüten herzufallen.

Nehmen Sie sich Ihre eigene Flasche Wasser und einen Snack mit an Bord. So haben Sie für den kleinen Hunger unterwegs etwas Nahrhaftes greifbar. Gut eignen sich Reiswaffeln, amapur-Kekse, Sonnenblumenkerne, Mandeln oder ein Müsli-Riegel ohne Zucker. Es können auch Nüsse sein, aber achten Sie darauf, dass sie ungesalzen und ungeröstet sind. Oder bestellen Sie beim Bord-Service einen sättigenden Tomatensaft.

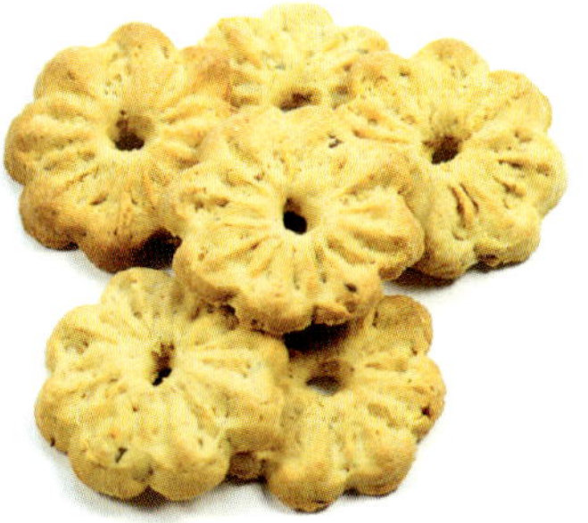

6 amapur Kekse (31 g) = 104 kcal

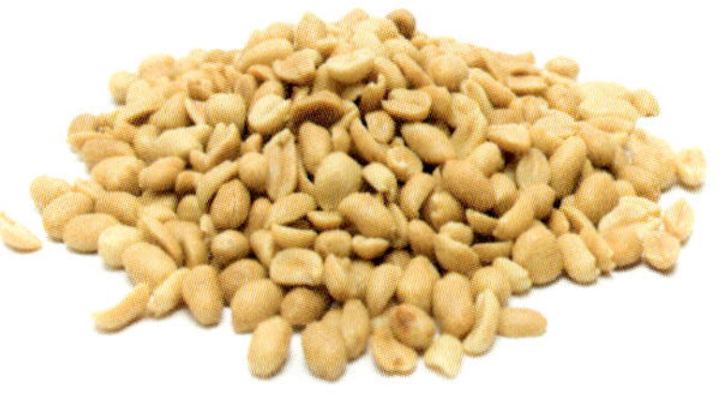

2 Handvoll Erdnüsse (50 g) = 300 kcal

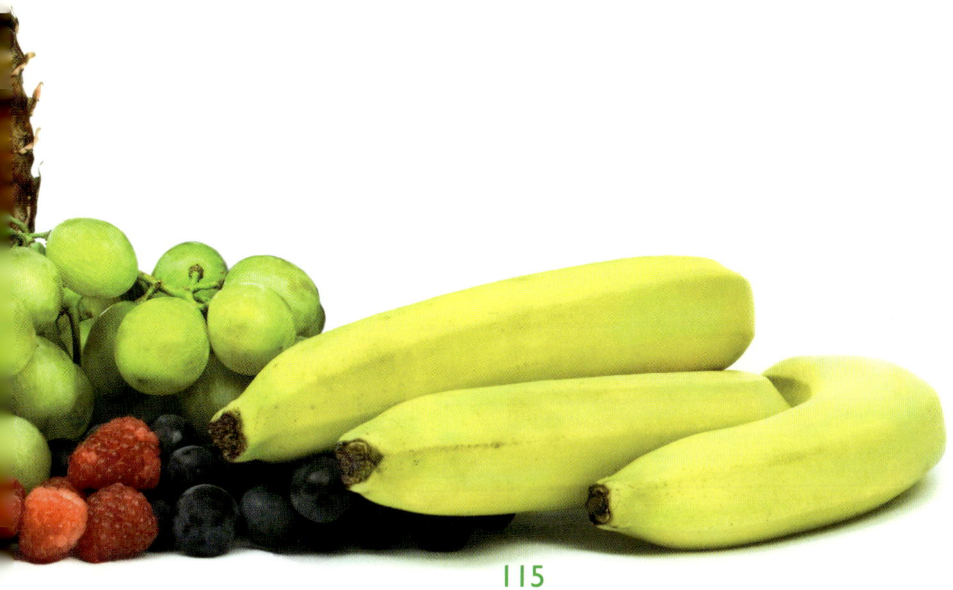

Im Auto

Gesunde Snacks sind an Tankstellen und Raststätten nur schwer zu finden. An einigen Tankstellen gibt es aber zumindest frisches Obst und Knäckebrot-Frischkäse-Snacks.

Umso wichtiger ist es, eine gesunde Snack-Alternative im Auto dabei zu haben. Sie füllt Ihren Energiespeicher schnell auf, ohne den Körper mit unnötigen Kalorien zu belasten. Denken Sie daran, immer eine Flasche Wasser im Auto dabei zu haben. Ein perfekter Muntermacher, wenn die Konzentrationsfähigkeit nachlässt.

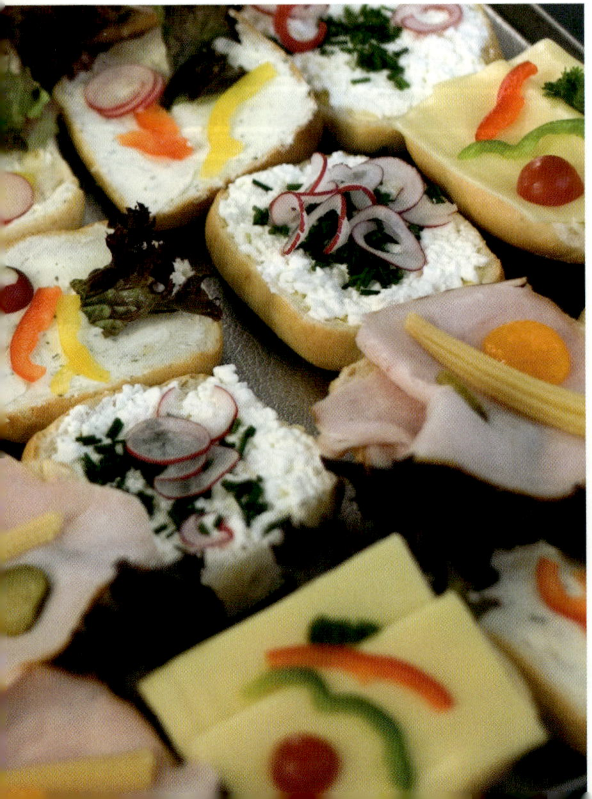

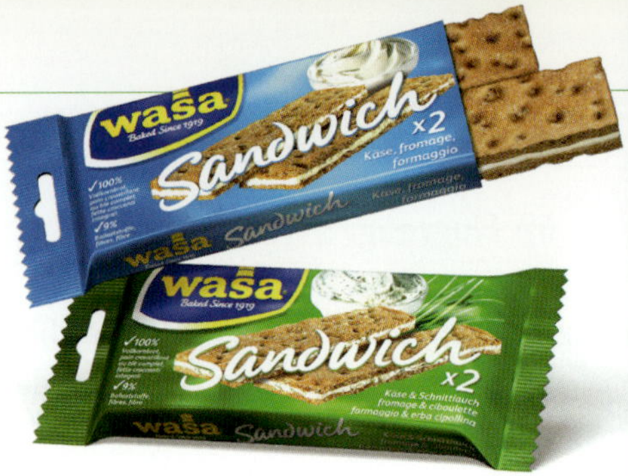

Im Meeting

Im schlimmsten Fall gehen Sie ohne Frühstück aus dem Haus, direkt rein ins Meeting und stürzen sich als Erstes auf die angebotenen Salamibrötchen oder Kekse. Mit großer Sicherheit führt das in kurzer Zeit zum Blutzuckerabfall und damit zum Leistungstief. Besser eignen sich:

- Joghurt mit Obst statt belegter Brötchen
- amapur Kartoffel-Dinkel Kekse statt Konferenzkeks-Mischung

Regen Sie in Ihrer Firma an, dass gesunde Snacks angeboten werden. Damit sprechen Sie vielen Kollegen aus der Seele.

Keine Chance auf gesundes Konferenzessen? Dann essen Sie vor dem Meeting eine Kleinigkeit (einen Eiweiß-Shake, einen Joghurt, eine Banane). So können Sie den Naschereien besser widerstehen und auch wesentlich besser diskutieren.

Kalorienreicher Tankstellen-Snack	Gesunde Alternative
Dose Energydrink (118 kcal) Müsli-Riegel (112 kcal)	Flasche Wasser (0 kcal) Apfel (104 kcal)
230 kcal	**104 kcal**
Dose Kaffeedrink (127 kcal) Keks-Schokoriegel (418 kcal)	Flasche Wasser (0 kcal) Packung Knäcke-Snack (170 kcal)
545 kcal	**170 kcal**

Essen im Restaurant oder Hotel

Es war ein langer Tag und schnell muss eine Belohnung in Form von Nahrung her. Essen im Restaurant oder über den Zimmer-Service des Hotels. Eine intelligente Speisen-Auswahl wappnet nicht nur gegen überflüssige Pfunde, sondern sorgt auch für einen gesünderen Schlaf und frischt den Energietank für den kommenden Tag auf.

Ähnliches wie beim Einkaufen mit leerem Magen passiert auch im Restaurant: Hunger und Appetit sind groß – dementsprechend viel wird bestellt.

Vorspeise, Hauptgang – und der Brotkorb ist auch rasch leer. Alle guten Vorsätze sind dahin und nach dem Essen wird die Völlerei bereut. Ein einfacher Trick: Essen Sie einfach eine Kleinigkeit, bevor Sie ins Restaurant gehen. Machen Sie sich zum Beispiel im Büro einen Eiweiß-Shake, essen Sie einen Apfel, Joghurt oder etwas Quark, trinken Sie vor dem Essen ein Glas Wasser oder essen Sie als Vorspeise einen Salat. Das dämpft den Heißhunger.

Versuchung Minibar
Plündern Sie nicht aus Appetit die Schokoriegel aus der Minibar.
Besser: An der Rezeption gibt es häufig einen Korb mit Äpfeln. Nehmen Sie ein oder zwei mit aufs Zimmer.

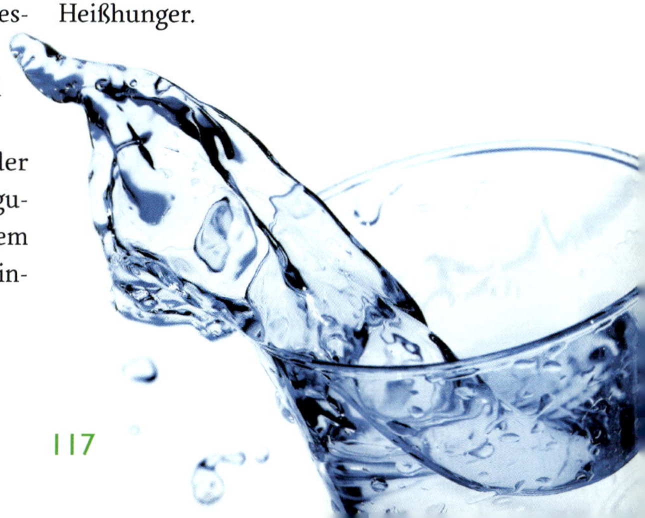

Brotkorb ignorieren

Essen Sie sich nicht am Brotkorb satt. Denn schließlich sind Sie wegen der Vor- und Hauptspeise ins Restaurant gegangen.

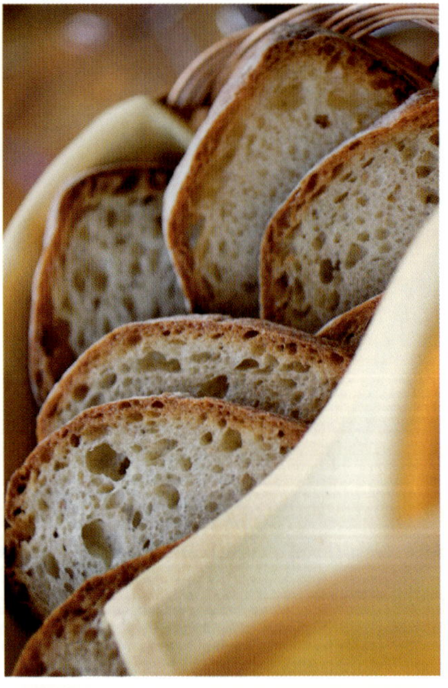

Nachschenken: immer langsam

Schnell ist im Restaurant das leere Weinglas nachgefüllt, und Sie trinken mehr Kalorien, als Sie möchten.

Besonders ungünstig wirkt Alkohol auf leeren Magen, denn er wirkt appetitanregend und behindert die Fettverbrennung. Bestellen Sie Mineralwasser und löschen Sie Ihren Durst nicht mit Alkohol. Alkoholfreies Bier und Weißweinschorle sind kalorienärmere Alternativen. Ein Glas Wein ist okay, sagen Sie das dem Kellner und trinken Sie langsam.

Nein zu Frittiertem

Hände weg von frittierten Gerichten. Fett ist ein Geschmacksträger und wird in Restaurants gern reichlich eingesetzt. Frittieren speichert zudem mehr Fett im Essen und enthält die für den Körper ungesunden Transfette (hoch erhitzte Fette). Die bessere Alternative sind gedämpfte oder gedünstete Speisen.

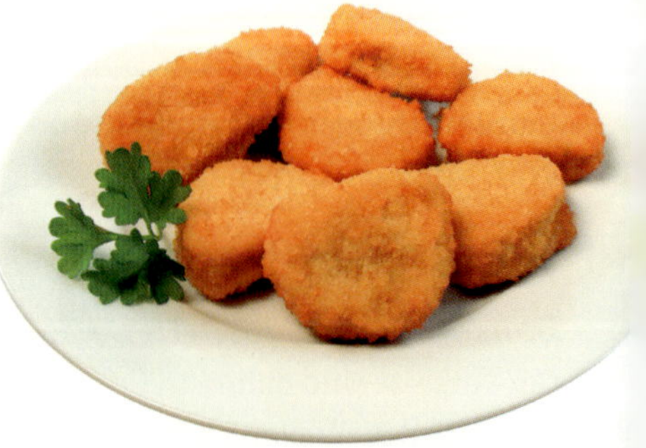

	Gehaltvolles Menü	Schlankes Menü
Vorspeise	Caprese (Tomate und Mozzarella)	Gazpacho (Gemüsesuppe)
Hauptspeise	Spaghetti Carbonara	Gegrillte Dorade mit Gemüse
Dessert	Tiramisu	Zitronen-Sorbet

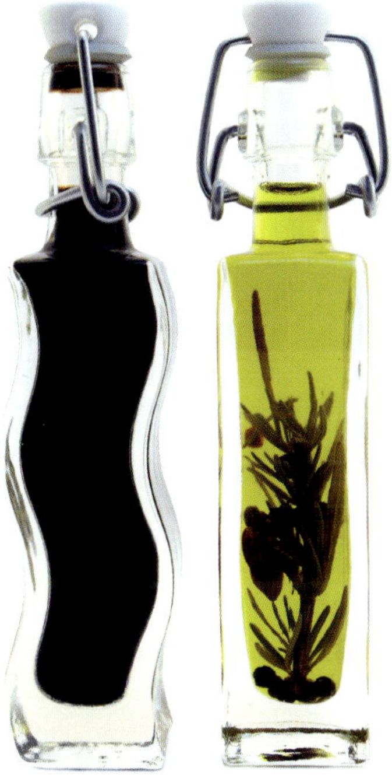

Zwei Vorspeisen statt Vorspeise und Hauptgericht

Sie sind eigentlich nach der Vorspeise satt, aber der Hauptgang kommt erst noch? Wählen Sie beim nächsten Mal einfach zwei Vorspeisen und gönnen Sie sich, wenn Sie danach noch hungrig sein sollten, ein Obst-Dessert.

Bitte das Dressing extra

Bestellen Sie das Salatdressing extra, dann können Sie selbst dosieren. Fertig-Dressings enthalten zu viel Fett. Oder mischen Sie sich Ihr Dressing selbst – mit Pfeffer, Salz, Olivenöl und Balsamico-Essig.

Zwei Esslöffel French Dressing	Zwei Esslöffel Balsamico-Essig, zwei Esslöffel Olivenöl
136 kcal	85 kcal

Teilen für die Figur

Wenn Sie ein Dessert möchten, gleichzeitig aber Kalorien sparen wollen, dann teilen Sie es mit jemandem. Sie bekommen den vollen Geschmack, aber nur einen Teil der Kalorien. Bevorzugen Sie als Dessert Früchte, ein Sorbet oder gönnen Sie sich einen Espresso. Bestellen Sie das Dessert erst nach dem Hauptgang, denn meist ist man nach dem bereits satt – und vielleicht wollen Sie es dann gar nicht mehr.

Buffets: alle Kalorien inklusive

Buffets verführen zum Vielessen, weil alles so lecker aussieht und weil man es bezahlt hat. Wenn Sie möglichst viel probieren möchten, nehmen Sie einen kleinen Teller mit kleinen Portionen. Essen Sie sich an kalorienarmen Sattmachern wie Rohkost und Gemüse sowie gedünstetem Fisch und magerem Geflügel satt.

Buffet-Tipp
Essen Sie die „Dekoration" mit: Radieschen, Cocktailtomaten oder Trauben beim Käsebuffet.

Extra-Tipp für Suppen und Soßen
Die dunklen, klaren bevorzugen: Je heller und cremiger die Suppe oder Soße, desto mehr Sahne steckt drin.

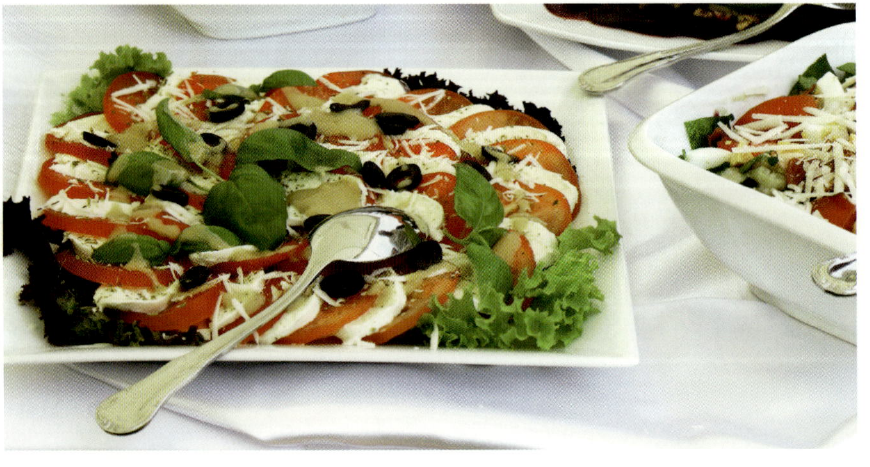

Ernährungsquiz

Die richtige Auswahl der Lebensmittel entscheidet darüber, wie viele Kalorien Sie aufnehmen und ob Sie sich satt und leistungsfähig fühlen. Machen Sie den Praxistest über Ihr Ernährungswissen.

Entscheiden Sie sich jeweils für die gesündeste Alternative!

1. Welches Frühstück ist die beste Wahl?

☐ b) Tasse Kaffee

☐ a) Müsli

☐ c) Cornflakes

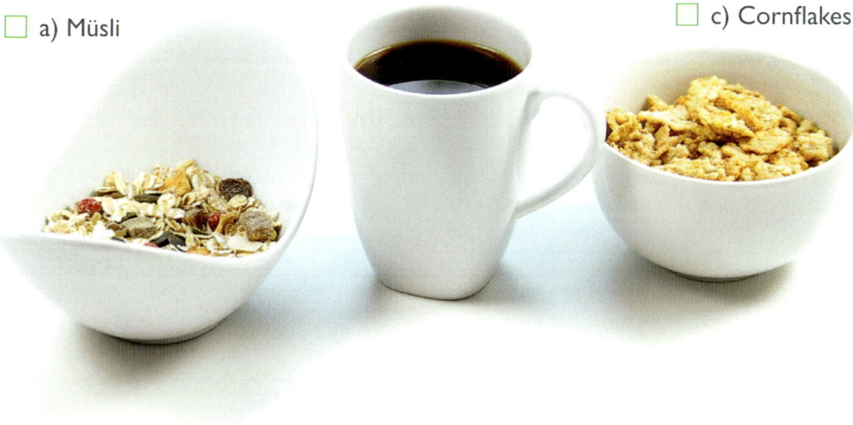

2. Bei welcher Obstschüssel greifen Sie zu?

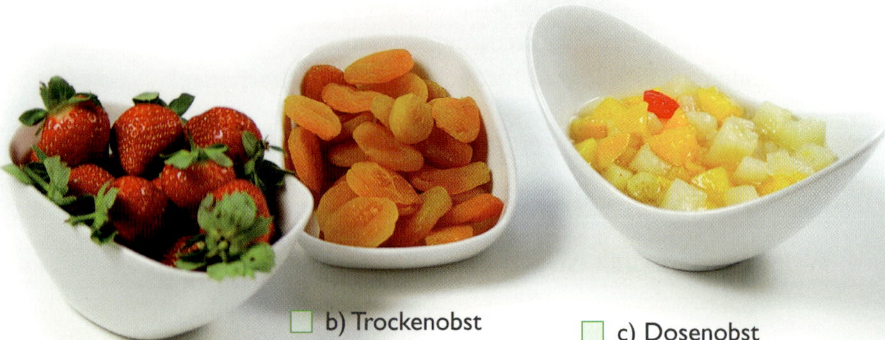

☐ b) Trockenobst

☐ c) Dosenobst

☐ a) Beerenobst

3. Für welche Sandwich-Kombination entscheiden Sie sich?

☐ a) Weißbrötchen mit Käse

☐ c) Spitzkorn mit Salami

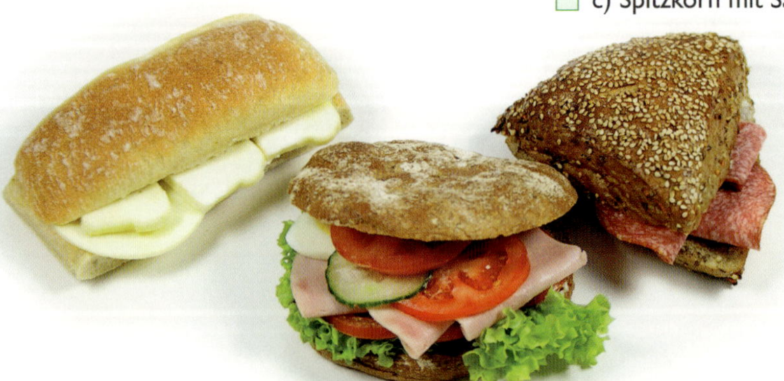

☐ b) Vollkornbrot mit Putenwurst

4. Welche Suppe darf es sein?

☐ b) Käse-Lauch-Süppchen

☐ a) Fleischeintopf

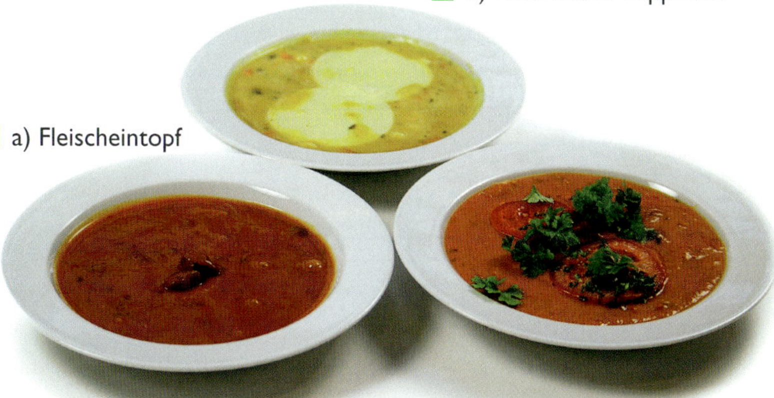

☐ c) Gemüsesuppe (Gazpacho)

5. Für welchen Salat entscheiden Sie sich?

☐ b) Salat mit Tunfisch, Olivenöl-Balsamico-Dressing

☐ c) Caesar's Salat

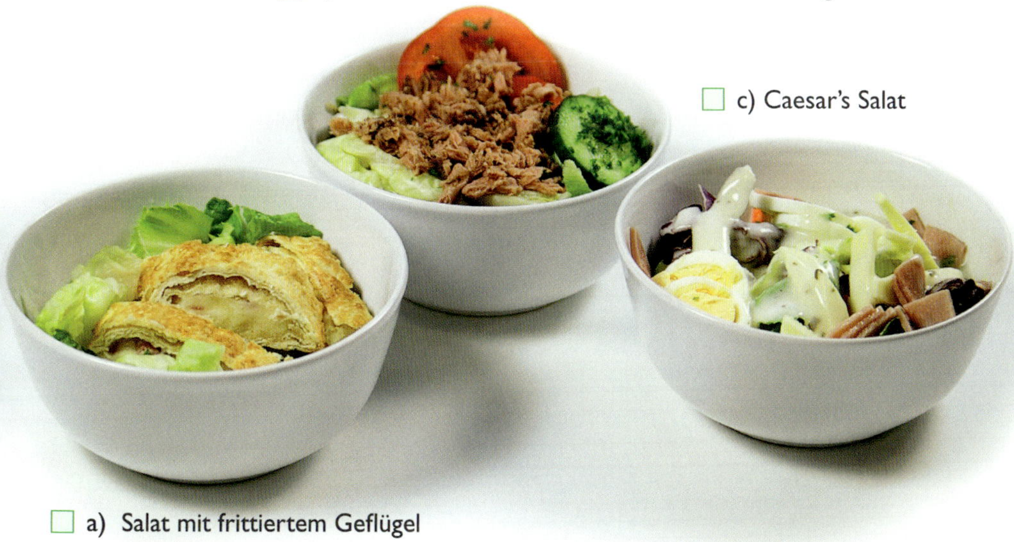

☐ a) Salat mit frittiertem Geflügel

6. Kaffeezeit: für welchen entscheiden Sie sich?

☐ b) Cappuccino

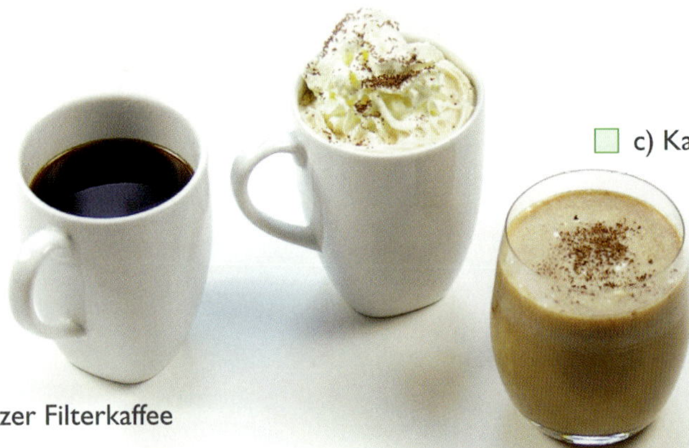

☐ c) Kaffee Latte

☐ a) Schwarzer Filterkaffee

7. Mit welchem Getränk stillen Sie Ihren Durst?

☐ c) Wellness-Getränk

☐ a) Apfelsaft

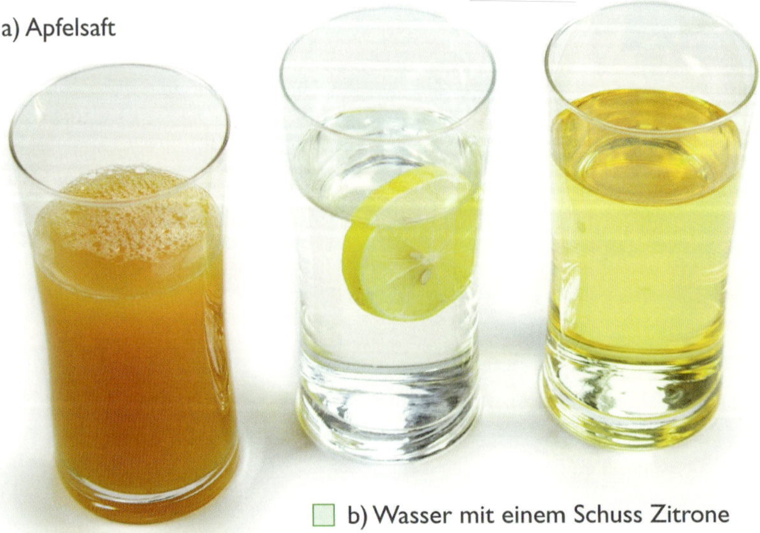

☐ b) Wasser mit einem Schuss Zitrone

8. Welches Gericht wählen Sie beim Italiener?

☐ a) Lasagne

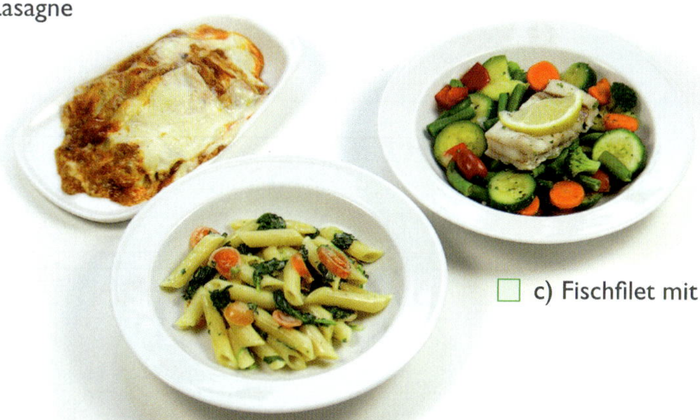

☐ c) Fischfilet mit Gemüse

☐ b) Penne mit Gorgonzola-Spinat-Soße

9. Was knabbern Sie abends vorm Fernseher?

☐ b) Käsestangen

☐ a) Nüsse

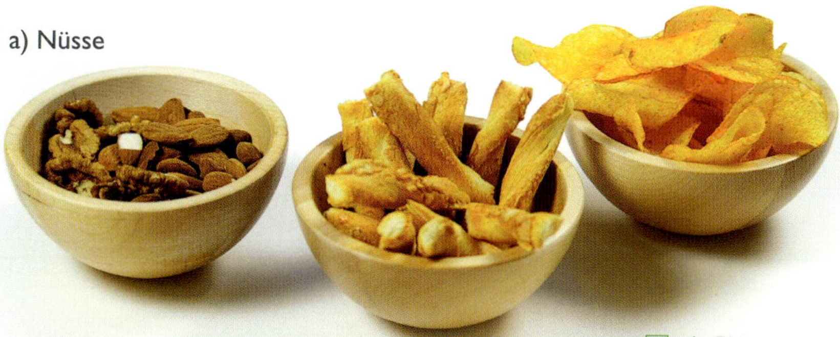

☐ c) Chips

10. Welches alkoholische Getränk wählen Sie?

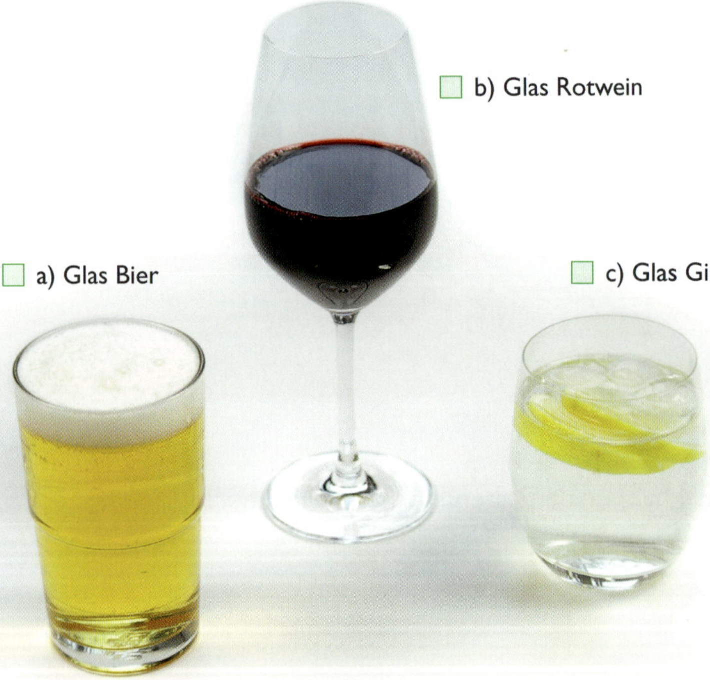

☐ a) Glas Bier

☐ b) Glas Rotwein

☐ c) Glas Gin Tonic

1. Welches Frühstück ist die beste Wahl?

Richtig ist Antwort a) Müsli

Nicht zu frühstücken ist ungünstig und Cornflakes bestehen meist aus Zucker und schnellen Kohlenhydraten. Müsli hingegen – mit Getreideflocken und Nüssen – liefert komplexe Kohlenhydrate für einen optimalen Blutzuckerspiegel. Kombiniert mit Joghurt oder Quark und frischen Früchten liefert es perfekte Energie für den ganzen Tag. Achten Sie darauf, dass kein Zucker zugesetzt wurde.

Falls Sie sehr früh los müssen und dann noch keinen Hunger haben, nehmen Sie ein zweites Frühstück zur Arbeit mit.

2. Bei welcher Obstschüssel greifen Sie zu?

Richtig ist Antwort a) Beerenobst

Geben Sie frischem oder gefrostetem Obst immer den Vorzug. Frisches Obst belastet Ihren Blutzuckerspiegel wenig. Getrocknete Früchte und Konservenobst haben hingegen häufig einen hohen Zuckergehalt.

3. Für welche Sandwich-Kombination entscheiden Sie sich?

Richtig ist Antwort b) Vollkornbrot mit Putenwurst

Käse und Salami enthalten viel Fett, auch wenn sie ein Körnerbrötchen garnieren. Mit Variante b) kommen Wurstfans auf ihre Kosten, denn Geflügelwurst belastet das Kalorienkonto weniger als andere Wurstsorten und auch weniger als Käse. Roher Schinken ist ebenfalls gut. Das Vollkornbrot macht lange satt und lässt den Blutzuckerspiegel nur langsam ansteigen. Wenn Sie Ihr Sandwich beim Bäcker kaufen, dann lassen Sie es sich frisch, ohne Mayonnaise, zubereiten.

4. Welche Suppe darf es sein?

Richtig ist Antwort b) Gemüsesuppe (Gazpacho)

Die Gazpacho hat einfach alles: Ballaststoffe, Proteine (Bohnen) und gesunde Fettsäuren. Das Gemüse liefert wenig Kalorien, sorgt für einen ausgeglichenen Blutzuckerspiegel und belastet nicht. Der Fleischeintopf hingegen enthält viel träge machendes tierisches Fett, die Käsesuppe ist eine cremige Kalorienbombe.

5. Für welchen Salat entscheiden Sie sich?

Richtig ist Antwort b) Salat mit Tunfisch, Olivenöl-Balsamico-Dressing

Frittiertes (egal ob Fisch oder Fleisch) macht jeden noch so gesunden Salat zur Kalorienfalle. Auch der Caesar's Salat hat mit Parmesan und Croutons eine sehr hohe Energiedichte. Die bessere Wahl ist der Salat mit Tunfisch (oder Fetakäse), durch sein gutes Kohlenhydrat-Eiweiß-Verhältnis.

6. Kaffeezeit: für welchen entscheiden Sie sich?

Richtig ist Antwort a) Schwarzer Filterkaffee

Schwarzer Kaffee, eventuell mit einem Schuss fettreduzierter Milch ist die kalorienbewusste Wahl. Wenn es Kaffee Latte oder Cappuccino sein sollen, dann achten Sie auf die Zubereitung mit fettarmer Milch, lassen Sie Zucker und Sirup weg und betrachten Sie das Getränk kalorisch als kleine Zwischenmahlzeit.

7. Mit welchem Getränk stillen Sie Ihren Durst?

Richtig ist Antwort b) Wasser mit einem Schuss Zitrone

Viel trinken ist wichtig, jedoch möglichst ohne zusätzliche Kalorien. Löschen Sie Ihren Durst mit Wasser, für Abwechslung sorgen ein Schuss Zitrone, Saft, frische Minzblätter oder Gurkenscheiben. Apfelsaft und Wellness-Getränke sind oft mit Zucker angereichert, achten Sie auf die Kalorienangaben.

8. Welches Gericht wählen Sie beim Italiener?

Richtig ist Antwort c) Fischfilet mit Gemüse

Das Fischfilet mit Gemüse ist die ideale Kombination aus Eiweißen und komplexen Kohlenhydraten. Den beiden anderen Gerichten fehlt es an Ballaststoffen, somit sind sie die schlechtere Alternative hinsichtlich Sättigung und Blutzuckerspiegel.

9. Was knabbern Sie abends vorm Fernseher?

Richtig ist Antwort a) Nüsse

Klar, Nüsse enthalten viel Fett. Aber Nüsse oder auch rohe Mandeln stecken voller Nährstoffe und gesunder Fette. Eine kleine Handvoll Nüsse oder Mandeln haben einen besseren Nährwert als die anderen Snacks, die lediglich reich an leeren Kalorien sind. Kalorienärmere Alternativen sind japanische Reissnacks oder Wasabi-Erbsen.

Welches alkoholische Getränk wählen Sie?

Richtig ist Antwort b) Glas Rotwein

Alkohol ist grundsätzlich keine gute Idee, Rotwein jedoch im Vergleich die beste Option. Die im Rotwein enthaltenen Phenole (sekundäre Pflanzenstoffe) sind gut für Herz und Kreislauf. Trinken Sie jedoch nicht mehr als ein bis zwei Glas täglich, noch besser ist es, wenn Sie den Wein als Schorle trinken. Bier macht Appetit und hungrig – es wirkt ungünstiger auf den Blutzuckerspiegel (Hefe, Zucker). Das Gleiche gilt für den hohen Zuckergehalt im Tonic.

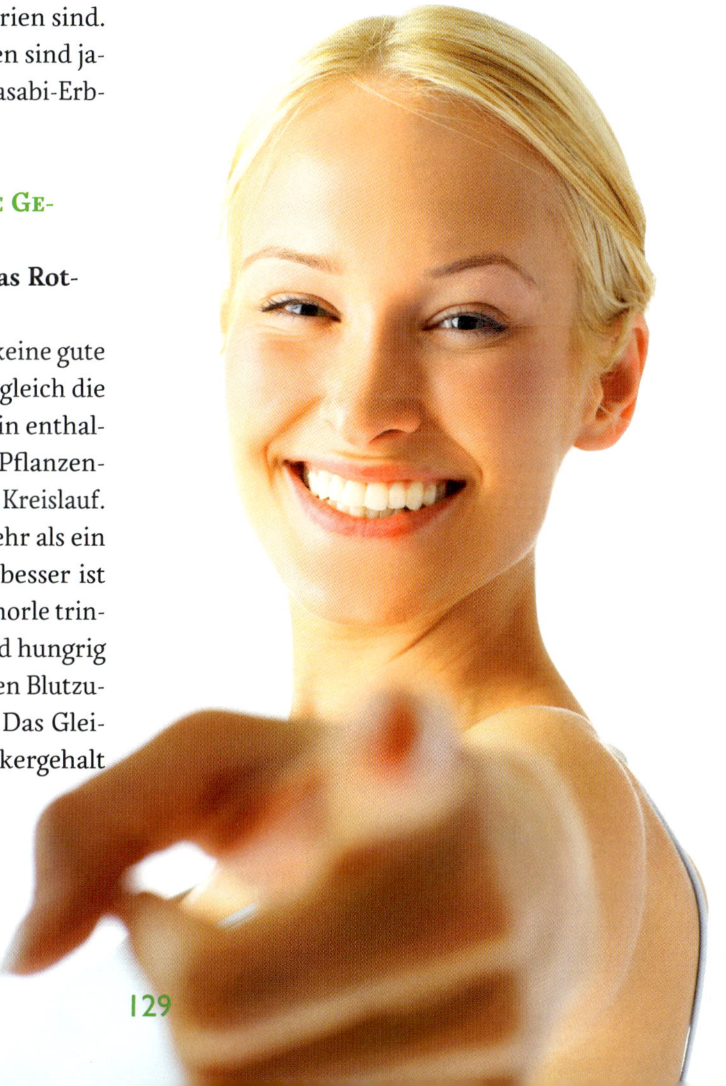

Rezepte

Eines haben alle Rezepte gemeinsam: Sie sind einfach zuzubereiten und entsprechen den amapur-Prinzipien. Füllen Sie Ihren Kühlschrank mit den Lebensmittel Basics – viel mehr benötigen Sie nicht zur Zubereitung unserer Rezepte. Lassen Sie sich inspirieren, variieren Sie nach Belieben.

Frühstück

Ein gutes Frühstück ist die wichtigste Grundlage für den Tag. Müsli, Quark & Früchte sind wahre Kraftpakete, ebenso Vollkornbrot. Frühstücken Sie eine Kombination aus hochwertigem Eiweiß, Ballaststoffen und lang sättigenden Kohlenhydraten.

Wer morgens nichts „Richtiges" essen kann oder in Eile ist, für den sind frisch zubereitete Shakes ideal. Einfach die Zutaten in den Standmixer geben und mixen. Für extra Frische und eine cremigere Textur geben Sie ein paar Eiswürfel dazu.

Lebensmittel Basics

Magerquark, Naturjoghurt, Hüttenkäse, Frischkäse, Vollkornbrot, Äpfel, Bananen, Beeren (gefrostet oder frisch), Vollkorn-Müsli ohne Zuckerzusatz, Haferflocken, Kürbiskerne, Sonnenblumenkerne, Eier, 1,5%ige Milch

Powerfrucht Banane

- Volle Energie: 114 Kilokalorien
- Fitness-Vitalstoffe: Vitamin B6 und B3, Kalium und Magnesium
- Deckt 15 % des Tagesbedarfs an Vitamin C

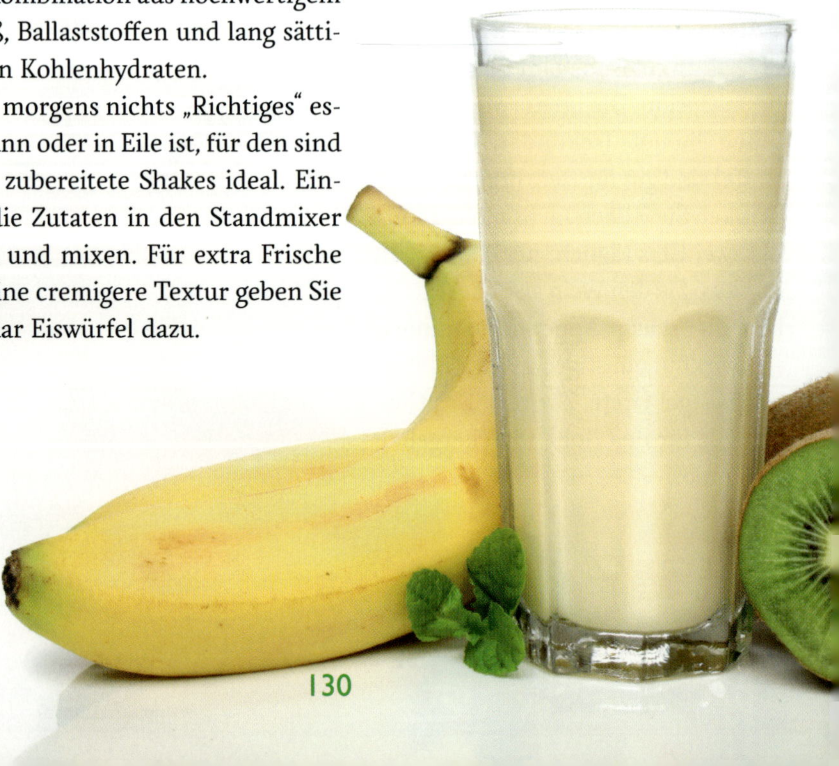

Bananen-Shake

(1 Portion, ca. 239 kcal)

- 1 mittelgroße Banane
- 2 EL Magerquark (80 g)
- 150 ml Wasser
- 150 ml Milch (1,5% Fett)

Alle Zutaten in einen Standmixer geben und cremig mixen.

Himbeer-Shake

(1 Portion, ca. 128 kcal)

- 1 Handvoll (ca. 50 g) gefrostete Himbeeren
- 2 EL Magerquark (80 g)
- 100 ml Wasser, 100 ml Milch (1,5% Fett)

Alle Zutaten in einen Standmixer geben und cremig mixen bis alle Früchte komplett zerkleinert sind.

Ja zu Powerbeeren, wie Himbeeren, Heidelbeeren, Brombeeren, Erdbeeren oder Johannisbeeren
- Viele Ballaststoffe
- Wenige Kalorien
- Viele Antioxidanzien

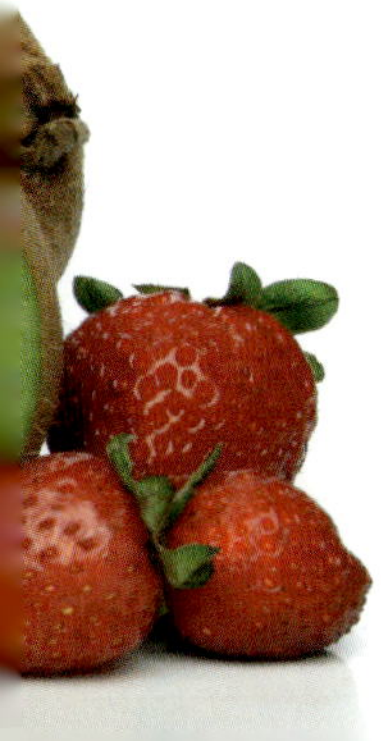

Aprikosen-Feigen-Shake

(1 Portion, ca. 263 kcal)

- 5 Aprikosen
- 2 Feigen
- 1 Teelöffel amapur Guar-Granulat
- 2 EL Naturjoghurt (100 g, 1,5% Fett), 200 ml Milch (1,5% Fett)

Aprikosen entkernen, vierteln. Feigen vierteln. Alles in einen Standmixer geben und cremig mixen, bis alle Früchte komplett zerkleinert sind.

Beeren-Müsli

(1 Portion, ca. 373 kcal)

- 6 EL Müsli (74 g, ohne Zuckerzusatz) beispielsweise von Seitenbacher
- 2 Handvoll Beeren (100 g)
- 150 g Naturjoghurt (1,5% Fett)

Müsli gut mit dem fettarmen Joghurt verrühren. Gegebenenfalls etwas Wasser für eine cremigere Konsistenz dazugeben. Die Beeren darüber geben und genießen. Eventuell ein paar Minuten stehen lassen, damit das Müsli quellen kann.

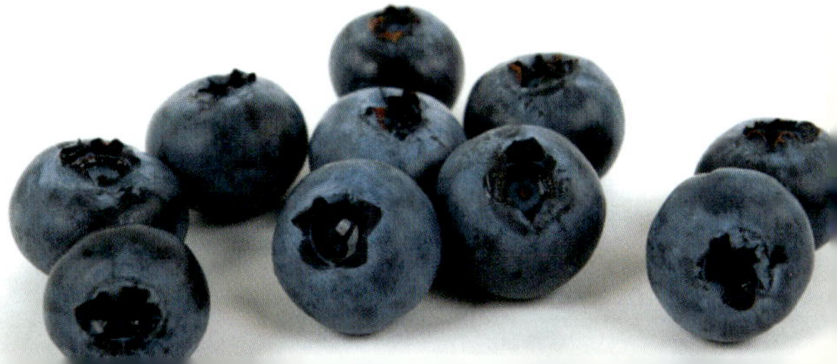

Apfel- oder Birnen-Quark

(1 Portion, ca. 331 kcal)

- 3 EL Magerquark (125 g)
- 100 g Naturjoghurt (1,5% Fett)
- 1 TL Honig
- 1 Apfel oder 1 Birne
- 1 EL Kürbiskerne oder Sonnenblumenkerne

Quark, Joghurt und Honig cremig rühren. Gegebenenfalls etwas Wasser für eine cremigere Konsistenz dazugeben. Das klein geschnittene Obst darunter mischen und die Kerne drüber streuen.

One apple a day keeps the doctor away …

- Ungeschält genießen: Schale enthält den Ballaststoff Pektin
- Kalorienarm: ca. 70 Kilokalorien
- Bio-Äpfel für weniger Pestizide

Bircher Müsli

(1 Portion, ca. 450 kcal)

- 4 EL kernige Haferflocken (28 g)
- 100 ml Milch (1,5% Fett)
- 2 EL Naturjoghurt (50 g, 1,5% Fett)
- 2 EL Magerquark (80 g)
- 1 Apfel oder 1 Banane
- 1 EL gehackte Haselnüsse
- 1 EL Sonnenblumenkerne
- wer mag 1 Prise Zimt, Zitrone

Haferflocken mit Quark, Joghurt und Milch verrühren, Haselnüsse und Kerne darunter mischen und etwas einweichen lassen (die Haferflocken quellen). Apfel waschen, ungeschält klein raspeln, etwas Zitrone darüber träufeln und unter die Haferflockenmasse mischen. Alternativ Banane klein schneiden, zerdrücken und unter die Müslimasse mischen. Mit einer Prise Zimt abschmecken.

Müsli-Tipp

Bereiten Sie das Müsli schon am Abend zu. Sie können eine größere Menge auf Vorrat zubereiten (es hält sich ein paar Tage im Kühlschrank) und schneiden Sie täglich nur die frischen Früchte dazu. Nehmen Sie etwas Bircher-Müsli als Nachmittag-Snack ins Büro mit.

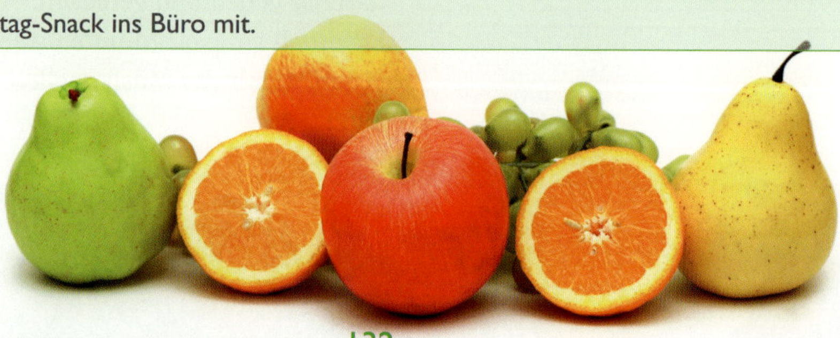

Obstsorten mit einem niedrigen glykämischen Index
Aprikosen, Ananas, Birnen, Mango, Pfirsich, frische Feigen, Kirschen, Melonen (Honigmelone, Cantaloupe), Kiwis, Mangos, Pflaumen, Zitrusfrüchte. Von Trockenfrüchten jeweils nur eine Handvoll, denn sie haben einen hohen Zuckeranteil.
Wenn Sie keine Zeit haben, täglich frisches Obst einzukaufen, dann sollten Sie Tiefkühlobst vorrätig haben.

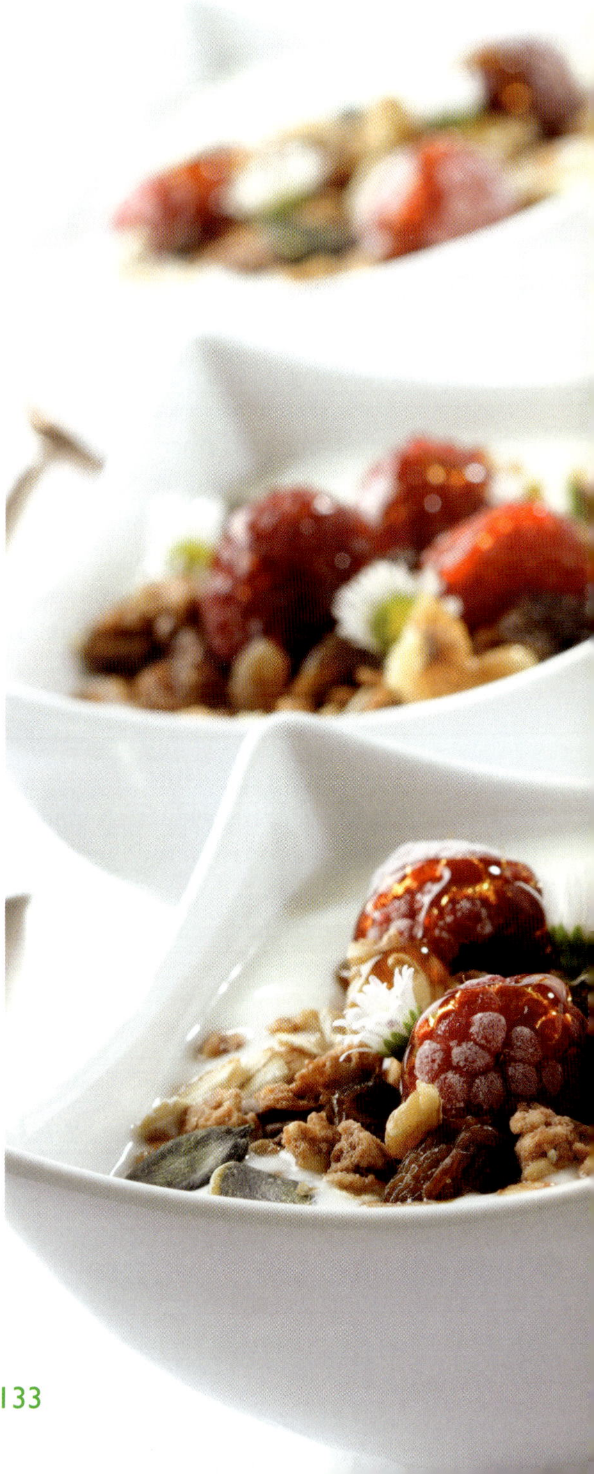

Omelette

(1 Portion, ca. 467 kcal)

- 2 Eier
- 1 Tomate
- 1 Frühlingszwiebel
- wenn gewünscht eine Handvoll Tiefkühl-Blattspinat (75 g)
- 1 Scheibe Vollkornbrot
- 2 EL Kräuterquark (0,2%, 80 g)
- 2 EL Olivenöl

Das Öl in der Pfanne erhitzen und die Zwiebeln darin glasig braten. Tomaten und ggf. Spinat zugeben und braten bis die Flüssigkeit weg ist. Die Eier verquirlen, mit Pfeffer würzen, in die Pfanne geben und braten. Vollkornbrot mit Kräuterquark und Tomate belegen und zum Omelette verspeisen.

Mittagessen

Das Mittagessen sollte Sie mit neuer Energie für die zweite Tageshälfte versorgen, nicht schwer verdaulich oder gar ermüdend wirken. Wie beschäftigt Sie auch sein mögen, nehmen Sie sich etwas Zeit, essen Sie in Ruhe und kauen Sie gut.

Essen Sie mittags etwas mehr als am Morgen oder am Abend, jedoch das Richtige. Fettige und Weißmehl-Speisen (zum Beispiel Lasagne) belasten und machen müde. Salat und Gemüse hingegen sind gute Vitalstofflieferanten und können vielfältig kombiniert werden. Oder Sie löffeln sich an kalorienarmen Suppen satt.

Lebensmittel Basics

Frisches oder tiefgekühltes Gemüse, Salat, Vollkornreis, Magerquark, Naturjoghurt, Fetakäse, Tunfisch, Gewürze (siehe Box Seite 140)

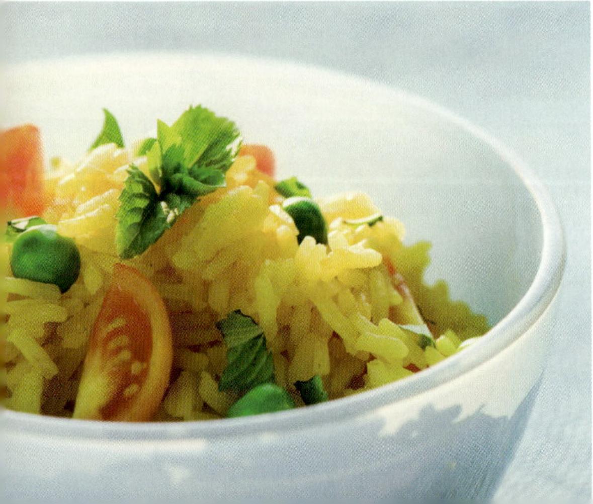

Reissalat mit Gemüse

(1 Portion, ca. 472 kcal)

- 50 g ungeschälter Reis (oder gemischt mit Wildreis)
- 250 ml Gemüsebrühe
- 250 g Gemüse, wie Brokkoli, Spargel, Paprika, Tomaten, Pilze, Zucchini, Bohnen
- 1 EL Olivenöl, Salz & Pfeffer

Gemüsebrühe zum Kochen bringen. Reis einrühren und in der Brühe garen. In der Zwischenzeit das Gemüse putzen, zerkleinern und etwa sechs Minuten in 1 EL Olivenöl dünsten. Das Gemüse sollte knackig sein. Gemüse unter kaltem Wasser kurz abspülen und gut abtropfen lassen. Reis und Gemüse auf dem Teller anrichten, mit Pfeffer, Salz, Olivenöl und Weißweinessig abschmecken.

Gemüse-Tipp für Eilige

Wenn es schnell gehen soll oder Sie kein frisches Gemüse vorrätig haben: Dosengemüse (Mais, Tomaten, Schwarzwurzeln) oder Tiefkühlgemüse sind eine gute Alternative.

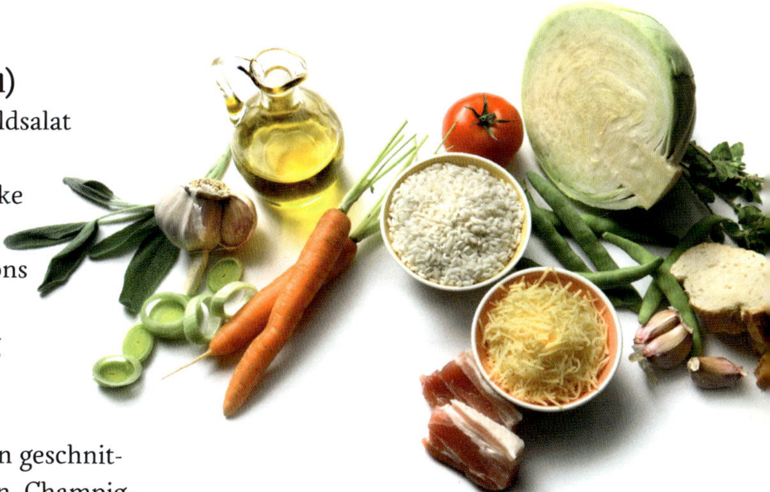

Grüner Salat

(1 Portion, ca. 175 kcal)

- 150 g Rucola oder Feldsalat
- 2 Tomaten
- einige Scheiben Gurke
- 2 EL Kidneybohnen
- 5 frische Champignons
- 2 EL Olivenöl
- 2 EL Balsamico-Essig
- Salz & Pfeffer

Salat waschen, mit klein geschnittenen Gurken, Tomaten, Champignons und Kidneybohnen anrichten. Mit Olivenöl, Balsamico-Essig, Salz und Pfeffer abschmecken.

Variieren Sie Ihren Salat

- 100 g Tunfisch darüber geben (im eigenen Saft, aus der Dose)
- Ein hart gekochtes Ei in den Salat schneiden
- 50 g Fetakäse klein schneiden und über den Salat geben
- 1 EL Kürbis- oder Sonnenblumenkerne über den Salat streuen

Basisrezept Suppen

Eine Zwiebel klein schneiden, in etwas Olivenöl glasig braten (nicht braun werden lassen), Wasser und lose Gemüsebrühe dazugeben. Gemüse klein schneiden, dazu geben und auf kleiner Flamme etwa 20 Minuten kochen. Etwas abkühlen lassen und dann mit Standmixer oder Rührstab cremig zerkleinern.

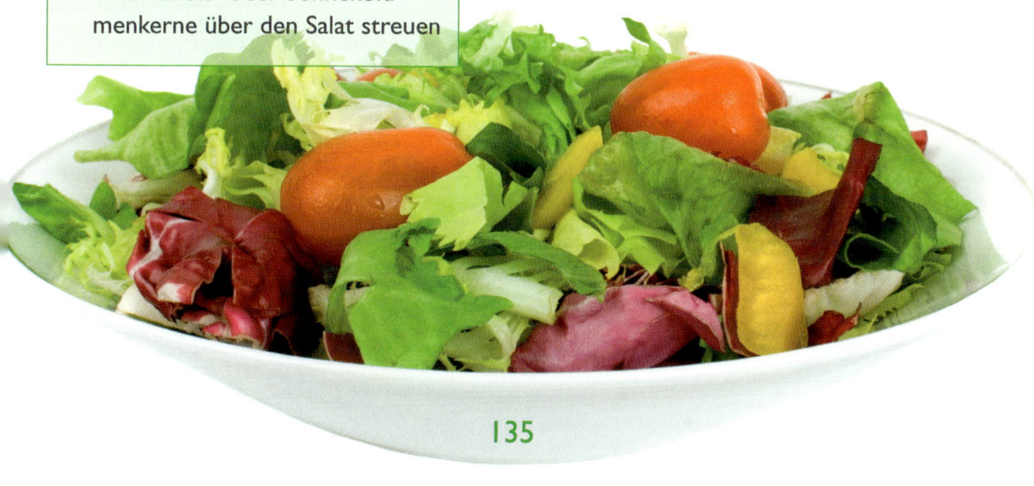

Karottensuppe
(3 Portionen, pro Teller ca. 177 kcal)

- Ca. 6–7 Karotten
- ½ fein geschnittene Zwiebel
- 1 Orange
- 2–3 EL Magerquark
- Salz & Pfeffer
- Gemüsebouillon

Karotten waschen (ggf. schälen) und klein schneiden. Die Zwiebeln kurz in Olivenöl glasig andünsten, Karotten zugeben. Gemeinsam zwei bis drei Minuten andünsten. Wasser, Gemüsebouillon, Saft der Orange zugeben und kochen lassen, bis die Karotten weich sind. Mit dem Mixstab pürieren, mit Pfeffer und Salz würzen und mit etwas Quark abschmecken. Mit einer Prise Zimt und Petersilie verfeinern.

Abwechslung:
Variieren Sie die Karottensuppe
- Shrimps oder Lachsstreifen in die fertige Suppe geben
- 1–2 klein geschnittene Kartoffeln mitkochen
- ½ Apfel klein schneiden und mitkochen
- mit frischem Ingwer würzen
- ein paar Spritzer Tabasco für extra Schärfe zugeben

Kalte Zucchini-Joghurt-Suppe
(2 Portionen, pro Teller ca. 238 kcal)

- 300 g Zucchini
- 1 klein geschnittene Zwiebel
- 1 Knoblauchzehe
- 1 Zweig Rosmarin
- 1 Box frische Kresse
- ca. 250 ml Gemüsebrühe
- Naturjoghurt (500 g, 1,5% Fett)

Zwiebel, Knoblauch und Rosmarinzweig in Olivenöl andünsten, bis die Zwiebeln glasig sind. Die in dünne Scheiben geschnittene Zucchini zugeben und fünf Minuten weiterdünsten. Gemüsebrühe zugeben und etwa zehn Minuten köcheln lassen, bis die Zucchini weich sind. Rosmarinzweig herausnehmen, die Zucchini gemeinsam mit der klein geschnittenen Kresse mit dem Mixstab pürieren. Suppe kühlen lassen (geht am schnellsten, wenn der Topf im kalten Wasser steht), Joghurt zugeben und mit Pfeffer, Salz würzen.

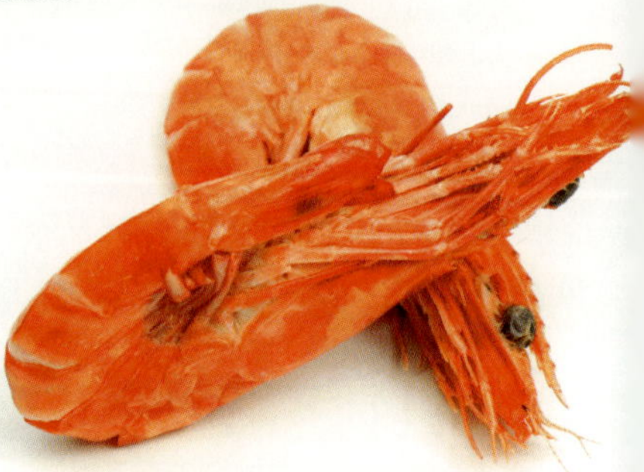

Vegetarische Gemüsesuppe

(6 Portionen, pro Teller ca. 103 kcal)

- 1,5 Liter Wasser
- ½ Chinakohl
- 3 Karotten
- 1 Stange Porree
- 1 Zucchini
- 2 Kartoffeln
- 2 Frühlingszwiebeln
- 2 Dosen geschälte Tomaten
- Gemüsebouillon
- 1 Bund Petersilie
- Sojasoße
- Pfeffer

Gemüse waschen, Karotten und Kartoffeln schälen, das gesamte Gemüse in kleine Stücke schneiden. 1,5 Liter Wasser zum Kochen bringen, 2 EL Gemüsebouillon dazugeben. Karotten und Kartoffeln zugeben und fünf Minuten kochen. Das restliche klein geschnittene Gemüse (Chinakohl, Porree, Lauchzwiebeln, Zucchini) sowie die zwei Dosen geschälten Tomaten zugeben und auf kleiner Flamme 10 bis 15 Minuten köcheln lassen. Mit frischem Pfeffer, fein gehackter Petersilie und ein paar Spritzern Sojasoße abschmecken. Wenn gewünscht mit etwas Vollkornreis servieren.

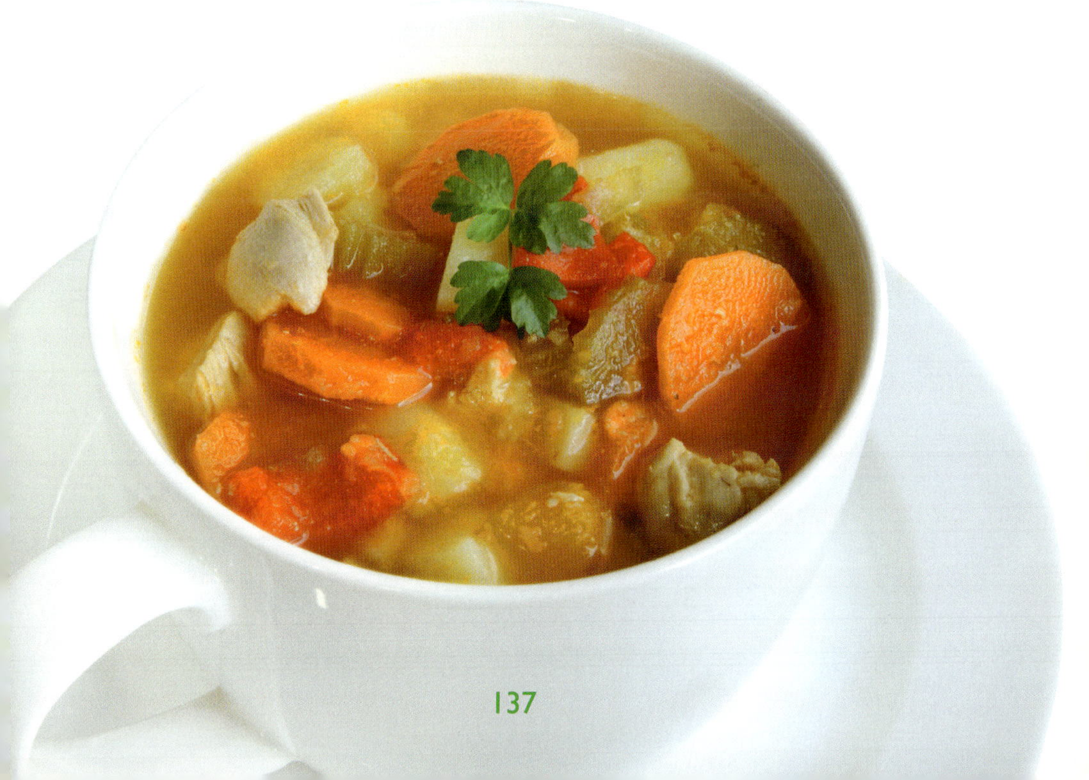

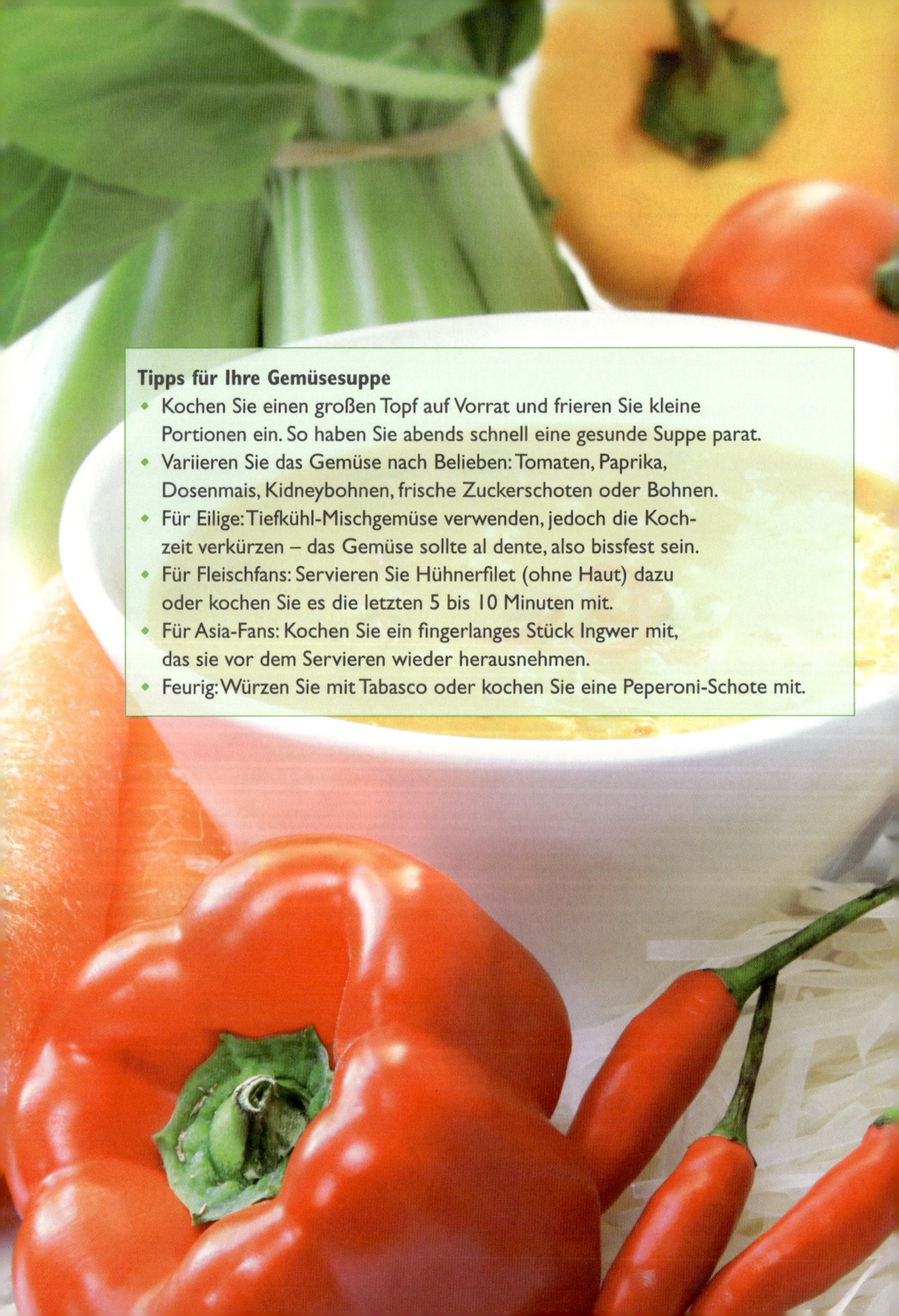

Tipps für Ihre Gemüsesuppe

- Kochen Sie einen großen Topf auf Vorrat und frieren Sie kleine Portionen ein. So haben Sie abends schnell eine gesunde Suppe parat.
- Variieren Sie das Gemüse nach Belieben: Tomaten, Paprika, Dosenmais, Kidneybohnen, frische Zuckerschoten oder Bohnen.
- Für Eilige: Tiefkühl-Mischgemüse verwenden, jedoch die Kochzeit verkürzen – das Gemüse sollte al dente, also bissfest sein.
- Für Fleischfans: Servieren Sie Hühnerfilet (ohne Haut) dazu oder kochen Sie es die letzten 5 bis 10 Minuten mit.
- Für Asia-Fans: Kochen Sie ein fingerlanges Stück Ingwer mit, das sie vor dem Servieren wieder herausnehmen.
- Feurig: Würzen Sie mit Tabasco oder kochen Sie eine Peperoni-Schote mit.

Ein gelungenes Abendessen sollte leicht sein. Optimal ist die Kombination aus Gemüse und magerem Fleisch oder Fisch. Gut verdaulich und sättigend, kommt dies nicht nur der schlanken Figur, sondern auch der erholsamen Nachtruhe zugute.

Lebensmittel Basics

Gemüse (frisch oder tiefgekühlt), Salat, Vollkorn- oder Wildreis, Vollkornnudeln, Kartoffeln, fettarmer Naturjoghurt, Magerquark, Hühner- oder Putenbrustfilet, Räucherlachs, Fetakäse, Gewürze (siehe Box Seite 140)

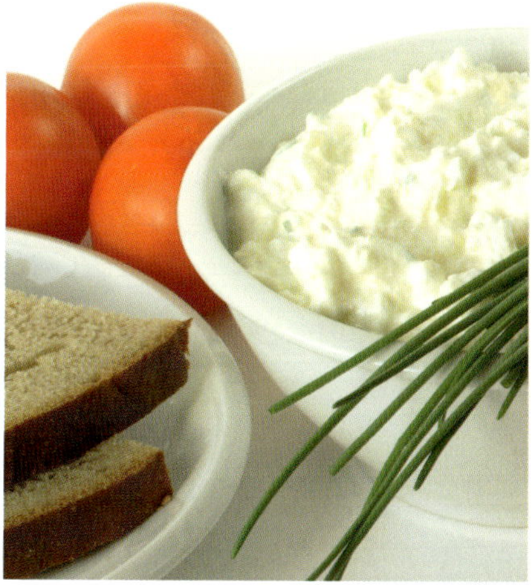

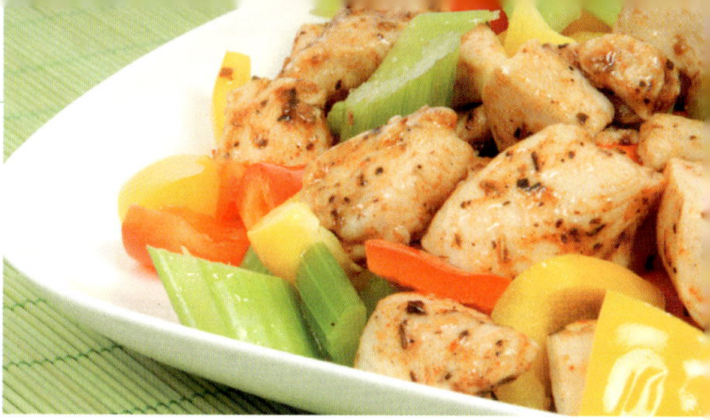

Gemüsepfanne mit Putenbrust

(2 Portionen, pro Portion ca. 310 kcal)

- 500 g Gemüse (frisch oder Tiefkühlmischung, ohne Käse und Sahnezusatz)
- 200 g Putenbrustfilet
- 50 g Reis (ungeschälter Reis oder Wildreis)
- 2 EL Olivenöl
- 1 Zwiebel
- Gewürze

Reis wie auf der Packung angegeben in Wasser oder Gemüsebouillon kochen. Zwiebel klein schneiden und kurz in Olivenöl andünsten. Das klein geschnittene Gemüse zugeben, knackig dünsten und nach Belieben würzen. Parallel 2 EL Olivenöl in einer Pfanne erhitzen, Putenbrustfilet mit frischem Pfeffer würzen und kurz anbraten. Alternativ können Sie auch Hühnerbrust oder Fischfilet dazu servieren.

Kartoffeln mit Paprikaquark

(1 Portion, ca. 370 kcal)

- 200 g Salzkartoffeln
- 250 g Magerquark
- 1 Paprika, Kräuter (Petersilie oder Basilikum)
- Gewürze

Die Kartoffeln in Salzwasser kochen (gern auch als Pellkartoffeln mit Schale). Den Quark mit etwas Mineralwasser cremig rühren, Paprika klein schneiden und unter den Quark mischen. Mit Gewürzen (frischer Pfeffer, Salz, Paprika-Gewürz, Petersilie) abschmecken. Gemeinsam mit den Kartoffeln genießen.

Gewürze, die Ihre Küche bereichern:

- Pfeffermühle (frischer schwarzer Pfeffer)
- Paprika- und Currypulver, Tabasco, Zimt
- Frische oder gefrostete Kräuter (Petersilie, Basilikum)
- Senf, Tomatenmark, Meerrettich
- Essig (Balsamico), Olivenöl, Sojasoße
- Zwiebeln, Knoblauch
- Zitronen oder Zitronensaft
- Gemüsebouillon (Bio, ohne Zusatzstoffe)

Rucola-Kartoffelsalat mit Räucherlachs

(1 Portion, ca. 390 kcal)

- 200 g gekochte Kartoffeln
- 1 Stück Salatgurke (ca. 5 cm)
- 1 Stück Zucchini (ca. 5 cm)
- 1 Frühlingszwiebel
- 50 g Rucola
- 50 g frische Champignons
- 100 g Räucherlachs
- 100 ml Gemüsebrühe
- 2 EL Weißweinessig
- 1 EL Olivenöl

Kartoffeln, Gurke und Zucchini in feine Scheiben, Frühlingszwiebeln in Ringe schneiden. Rucola waschen. Pilze putzen und in Scheiben schneiden. Alle Zutaten in einer Salatschüssel mischen mit Brühe, Essig und Öl übergießen. Mit Salz und Pfeffer würzen und 15 Minuten im Kühlschrank ziehen lassen, mit Räucherlachs servieren.

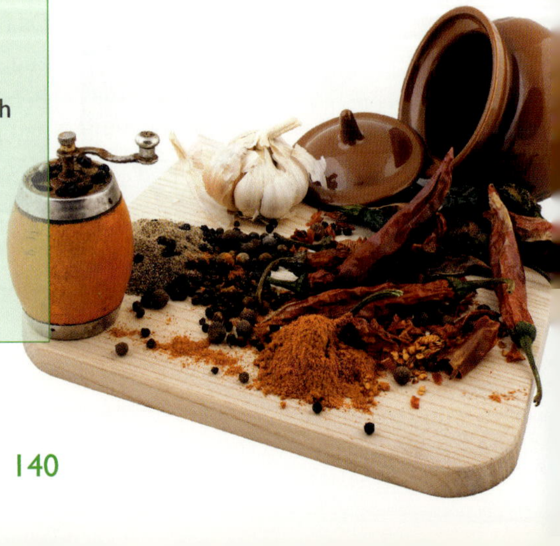

Gefüllte Paprikaschoten
(2 Portionen, pro Portion ca. 327 kcal)

- 2 rote Paprikaschoten
- 1 Dose Kichererbsen (240 g Abtropfgewicht)
- 3 EL Naturjoghurt (1,5% Fett)
- ca. 100 g Fetakäse
- 2 EL frisch gehackte Petersilie
- 1 Knoblauchzehe, Thymian oder französische Gewürzmischung
- Saft einer ½ Zitrone, frischer Pfeffer, Salz

Kichererbsen im eigenen Saft (aus der Dose) mit der klein geschnittenen Knoblauchzehe und Thymian (bzw. Gewürzmischung) rund 15 Minuten in einem kleinen Topf kochen.
Kichererbsen pürieren, Joghurt zugeben, mit Zitronensaft, Pfeffer, Petersilie und Salz abschmecken. Die Paprikaschoten entkernen und halbieren. Die Paprika-Hälften mit Kichererbsenmus füllen, mit dünnen Scheiben Fetakäse belegen, in Alufolie wickeln und im Ofen bei 180°C etwa 30 Minuten backen. Mit grünem Salat servieren.

Lachsfilet mit Brokkoli
(1 Portion, ca. 407 kcal)

- 150 g Lachsfilet
- 200 g Brokkoli (frisch oder Tiefkühlmischung)
- 1 Frühlingszwiebel
- Saft einer halben Limette, frische Kräuter (Petersilie, Basilikum)
- frischer Pfeffer
- 2 EL Olivenöl

Alufolie dünn mit Olivenöl bestreichen. Lachsfilet hineinlegen, frischen Pfeffer, frische Kräuter, Frühlingszwiebel und Limettensaft darüber geben, Alufolie zusammenlegen und das Lachsfilet im Ofen bei 180 °C etwa 15 Minuten backen. Brokkoli kurz dünsten und mit Salz und Pfeffer abschmecken.

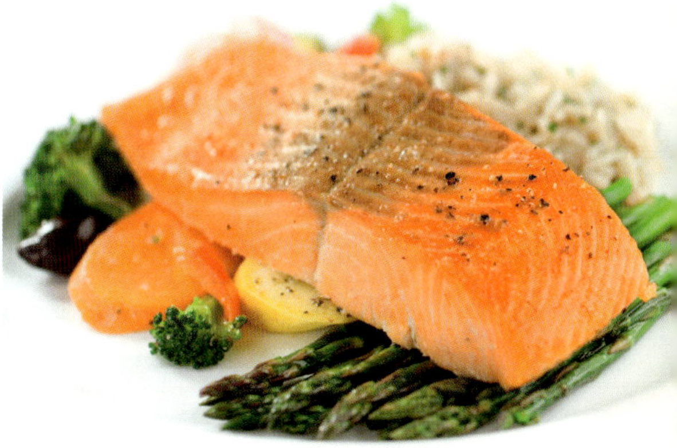

Zitroniges Hühnchen mit Bohnensalat

(2 Portionen, pro Portion ca. 387 kcal)

- 250 g Hühnerbrustfilet
- 100 g frische Champignons
- 1 Dose Kidneybohnen (Abtropfgewicht 250 g)
- Sprossen (frisch oder aus der Dose)
- 10 Cherry-Tomaten
- 1 Zitrone
- 1 Handvoll Sonnenblumenkerne
- 1 Knoblauchzehe
- 1 EL Balsamico-Essig
- 2 EL Olivenöl
- Sojasoße, frische Petersilie
- frischer Pfeffer

Hühnchen in etwa ein Zentimeter dicke Streifen schneiden, mit klein geschnittenem Knoblauch, Zitronensaft, etwas Sojasoße und frischem Pfeffer in einer Schüssel etwa 15 Minuten ziehen lassen. 2 EL Olivenöl in einer Pfanne erhitzen, das Hühnchen darin kurz braten, die Marinade zugeben und das Ganze auf kleiner Flamme weitere fünf Minuten köcheln lassen. Geschnittene Pilze und frische Kräuter zugeben, für eine Minute weiter kochen und mit dem Bohnensalat servieren.

Bohnensalat: Kidneybohnen abspülen und abtropfen lassen, mit Sprossen, klein geschnittene Tomaten, Sonneblumenkernen und Kräutern sowie einem Dressing aus etwas Olivenöl, Sojasoße, Zitronensaft, Balsamico-Essig mischen. Mit Salz & Pfeffer abschmecken.

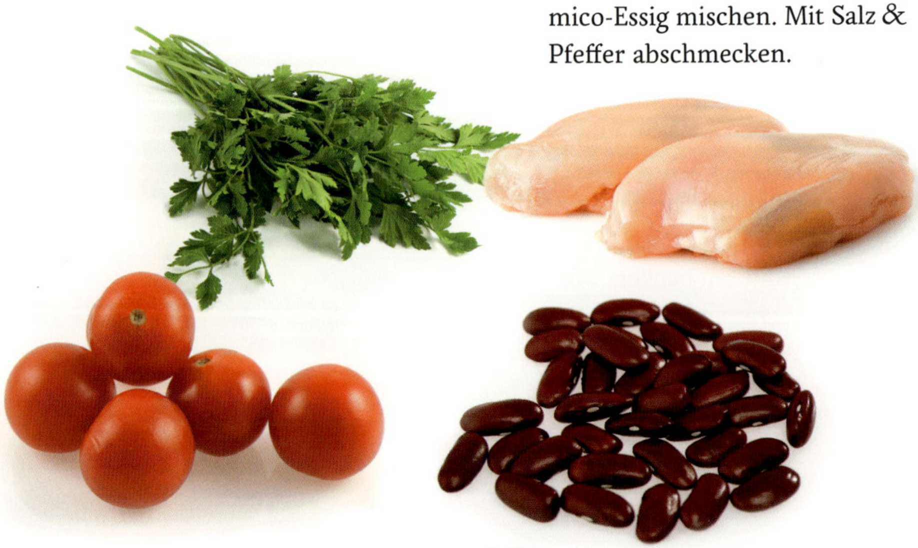

Zwischenmahlzeiten

Für den kleinen Hunger zwischendurch, als zweites Frühstück oder zum Auftanken leerer Energiespeicher.

Gemüsesticks
(1 Portion, ca. 146 kcal)

- 3 EL Kräuterquark (125 g, 0,2% Fett)
- 200 g frisches, rohes Gemüse (Möhren, Cherry-Tomaten, Paprika, Gurke, Kohlrabi, Radieschen, Brokkoli oder Sellerie)

Gemüse waschen, putzen, in fingerlange Streifen schneiden, auf einem Teller anrichten. Gemüsestücke in Kräuterquark dippen und verspeisen.

Cantaloupe Melone mit Parmaschinken
(1 Portion, ca. 259 kcal)

- 1 dicke Scheibe Cantaloupe Melone (200 g)
- 40 g magerer Schinken

Melone mit dem Schinken belegen und genießen.

Apfel-Möhren-Salat
(1 Portion, ca. 216 kcal)

- 1 Apfel
- 2 Möhren
- 1 TL Honig
- etwas Zimt
- einige Spritzer Zitrone

Apfel und Möhren reiben, mit Honig, Zimt und Zitrone abschmecken.

Kraftjoghurt
(1 Portion, ca. 216 kcal)

- 3 EL Naturjoghurt (150 g, 1,5% Fett)
- 3 EL Haferflocken,
- 1 gestr. TL amapur Guar-Granulat
- 1 EL Honig

Joghurt mit Haferflocken, Guar, Honig cremig rühren und genießen.

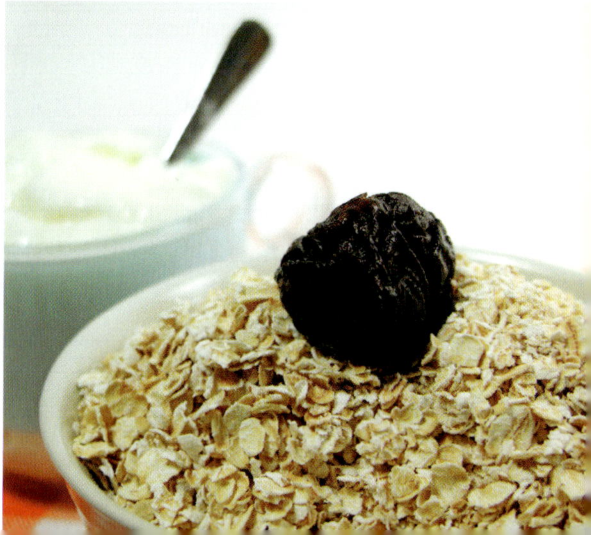

Kerniges herzhaftes Eiweiss

(1 Portion, ca. 144 kcal)

- 2 EL Hüttenkäse (100 g, 0,8% Fett)
- 2 Tomaten
- 1 Paprika
- 1 EL Tomatenmark
- Salz & Pfeffer
- Gewürze

Tomaten und Paprika klein schneiden, mit Hüttenkäse und Tomatenmark verrühren. Mit Salz, Pfeffer, wenn gewünscht mit Basilikum oder etwas Tabasco, würzen.

Extra-Tipp

Hüttenkäse ist eine sehr gute, kalorienarme Eiweißquelle. Alternativ können Sie den Hüttenkäse auch mit Meerrettich und frischen Kräutern würzen oder Sie genießen ihn süß, mit frischen Früchten verfeinert.

Powerbrot

(1 Portion, ca. 186 kcal)

- 1 Scheibe Vollkornbrot,
- 1 EL Frischkäse (50 g, 0,2% Fett)
- 100 g Obst oder 200 g Gemüse

Vollkornbrot mit Frischkäse bestreichen und mit Gemüse oder Obstscheiben belegen.

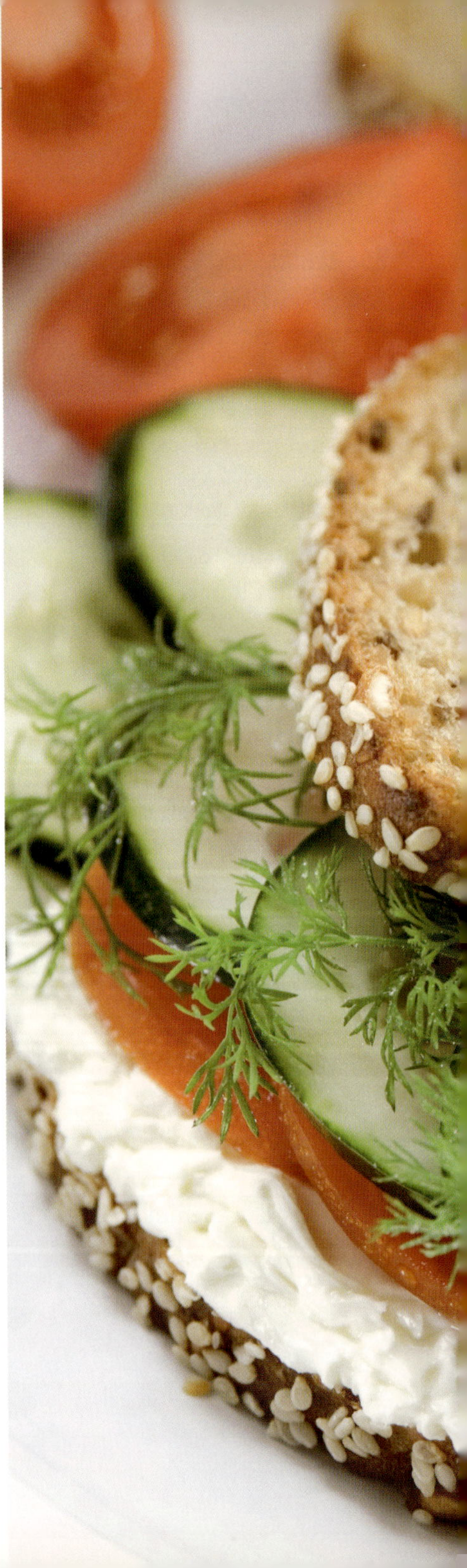

Schicht für Schicht: gesundes Sandwich

1. Schicht: Brot	Vollkornbrötchen, Vollkornbrot, Graubrot, Vollkorn-Ciabatta, Reiswaffeln, Knäckebrot, Vollkorn-Toastbrot
2. Schicht: Aufstrich	Quark, Hüttenkäse, Butter, Margarine, Frischkäse, Senf, Tomatenmark, Meerrettich, vegetarischer Brotaufstrich
3. Schicht: Belag	Schnittkäse, Schinken, Lachs, Ei, Camembert, Kasseler, Roastbeef, Tunfisch, Marmelade
4. Schicht: Extrafrisch	Gurkenscheiben, Tomatenscheiben, Radieschenscheiben, Salatblatt, Paprikaringe, Apfelscheiben, Bananenscheiben, Kräuter, Sprossen

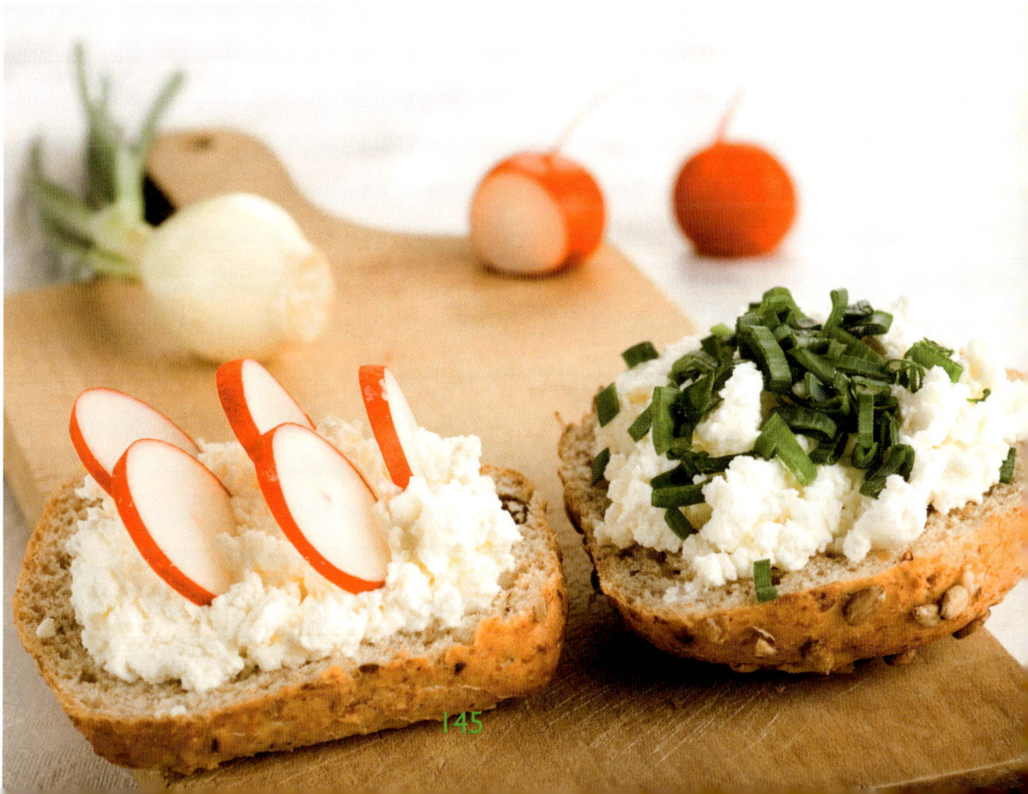

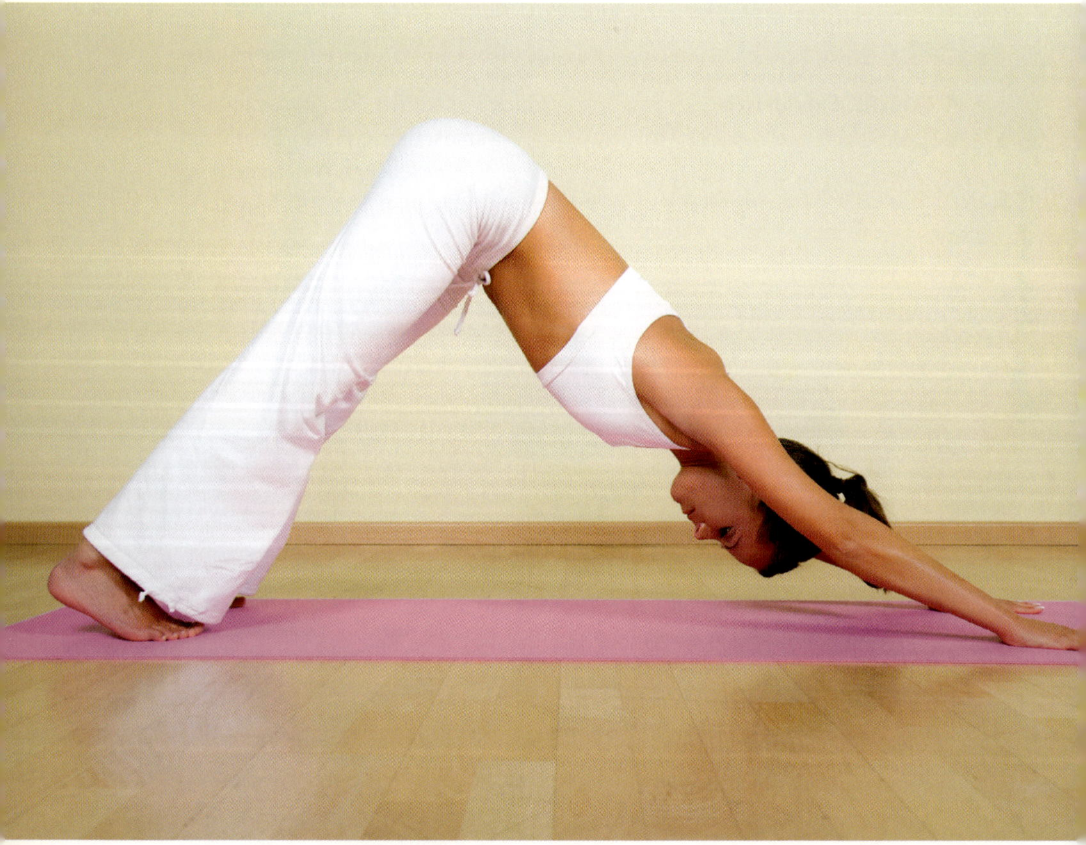

Fitnessübungen für überall

Wir haben Ihnen fünf Übungen zusammengestellt, die Ihren Körper kräftigen und Koordination und Balance fördern. Sie können überall – zu Hause, im Hotel oder im Fitness-Studio – mit geringem Zeitaufwand durchgeführt werden.

Machen Sie aus Ihrem Workout eine tägliche Routine wie Zähne putzen. Am besten morgens direkt nach dem Aufstehen, so erhalten Sie einen Energie-Kick für den ganzen Tag.

Beginnen Sie jeweils mit der Basisübung. Nach den ersten acht bis zehn Trainingseinheiten steigern Sie die Intensität, indem Sie Stufe 2 durchführen. Nach weiteren acht bis zehn Trainingseinheiten können Sie Stufe 3 versuchen. Später können Sie alle Varianten beliebig wechseln. Dies fordert Ihren Körper und hat einen größeren Trainingseffekt.

Warm-up

Jedes ausgewogene und effektive Training beginnt mit einem Warm-up. Der Sonnengruß – eine Sequenz von mehreren Yoga-Positionen (Asanas), die fließend aneinander gereiht werden – ist dafür hervorragend geeignet. Je nachdem wie oft Sie den Sonnengruß wiederholen, dauert das Warm-up fünf bis zehn Minuten. Wer nur sehr wenig Zeit hat, kann den Sonnengruß als eigenständiges Training nutzen, da alle Muskelgruppen angesprochen werden.

Training und Essen

Essen Sie vor dem Sport eine Kleinigkeit und trainieren Sie nicht mit hungrigem Bauch. Sie würden ja auch nicht auf die Idee kommen, mit leerem Tank Auto zu fahren. Der Körper braucht für die sportliche Aktivität Energie, und die liefert ihm ein gesunder Snack (Banane, Joghurt, Shake etc.). Das ist besonders für alle wichtig, die morgens trainieren. Auch nach dem Training sollten Sie unbedingt eine Kleinigkeit essen, um Ihre geleerten Energiespeicher wieder aufzufüllen. Stark kohlenhydratreiche Speisen oder Getränke blockieren die Fettverbrennung. Essen/Trinken Sie diese eine Stunde vor bzw. nach dem Sport.

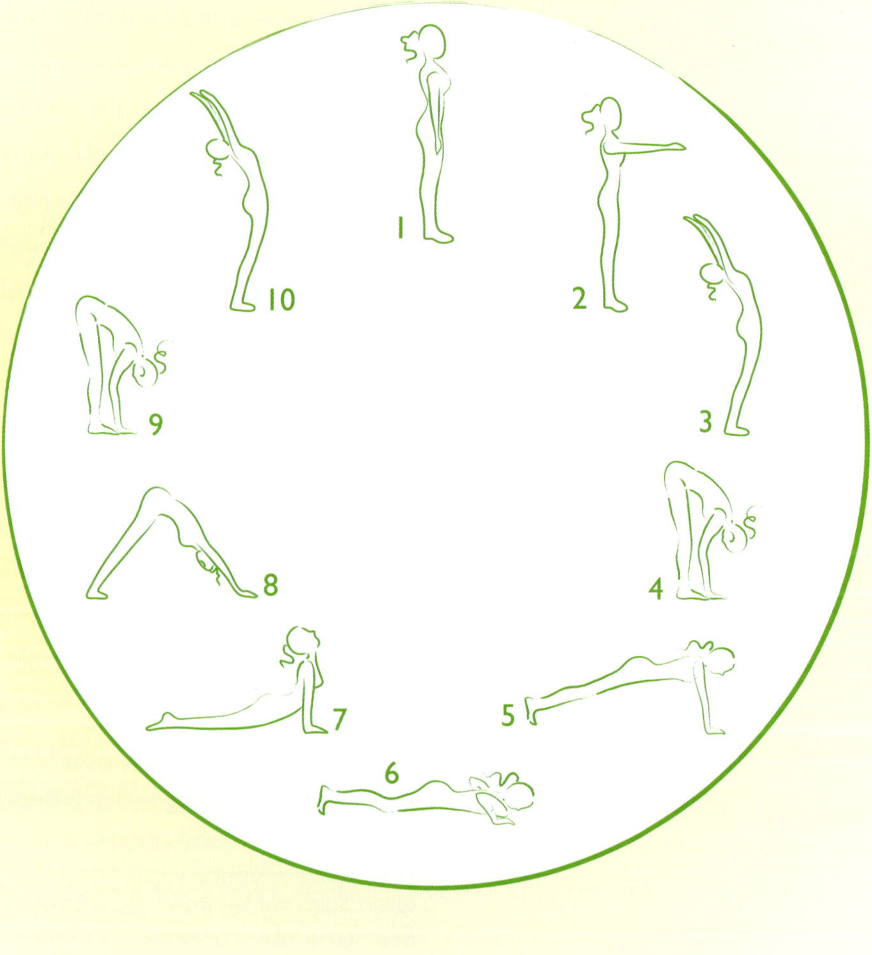
1
2
3
4
5
6
7
8
9
10

1. Übung: Sonnengruß

- Trainiert: alle Muskelgruppen, Kräftigung und Flexibilität
- Dauer: mindestens 5–10 Wiederholungen, 15 Wiederholungen als eigenständiges Workout

(1) Stehen Sie stabil. Die Füße sind leicht geöffnet (circa einen Fuß breit) oder geschlossen. Ziehen Sie die Schultern nach hinten unten, die Arme hängen locker neben dem Körper. Richten Sie sich auf: Stellen Sie sich vor, an Ihrem Hinterkopf ist ein Bindfaden befestigt, der Ihre Wirbelsäule nach oben zieht.

(2) + (3) Mit der Einatmung heben Sie die Arme seitlich über den Kopf bis sich die Handflächen berühren, der Oberkörper streckt sich dem Himmel entgegen.

(4) Mit der Ausatmung strecken Sie sich nach vorne unten, so dass Sie merken, wie Sie regelrecht länger werden. Versuchen Sie den Boden mit den Fingerspitzen zu berühren. Dabei sind die Oberschenkel die ganze Zeit statisch angespannt.

Mit der nächsten Einatmung heben Sie den Kopf an (die Nase zeigt zur Erde) und strecken den Rücken, die Hände dürfen den Bodenkontakt verlieren. Sollten Sie den Rücken mit geraden Beinen nicht strecken können, beugen Sie die Knie leicht.

(5) + (6) Mit der nächsten Ausatmung berühren die Hände wieder den Boden und die Füße gehen nach hinten, so dass Sie sich über den Hohen Liegestütz dann bis kurz über die Erde in den tiefen Stütz sinken lassen. Spannen Sie dabei den Bauch an!

(7) Mit der nächsten Einatmung ziehen Sie sich mithilfe Ihrer Rückenmuskulatur und leicht unterstützt von den Armen in die sogenannte **Kobra**: Der Oberkörper wird bis zum Bauch vom Boden abgehoben, der Rest des Körpers bleibt auf dem Boden liegen. Strecken Sie die Fußspitzen nach hinten und legen Sie den Oberkörper mit der Ausatmung auf dem Boden ab.

(8) Mit der nächsten Einatmung gehen Sie aus der Bauchlage über den Vierfüßlerstand in den **herabschauenden Hund**: Sie stehen auf Händen und Füßen, strecken den Po zum Himmel, schauen in Richtung Ihrer Füße und bilden so eine Pyramide.

(9) Mit der nächsten Einatmung machen Sie einen Schritt nach vorn, so dass Ihre Füße bei den Händen ankommen. Lassen Sie sich mit der Ausatmung noch einmal tief nach vorne sinken.

(10) Mit der nächsten Einatmung richten Sie sich mit geradem Rücken aus den Hüftgelenken heraus auf. Die Arme heben Sie gleichzeitig mit einer kreisförmigen Bewegung seitlich über den Kopf nach oben bis sich die Handflächen berühren.

(1) Mit der Ausatmung führen Sie die Arme im Halbkreis wieder zurück neben den Körper.

Stufe 2: Sonnengruß mit Krieger
Ausführung wie die Basisübung, jedoch aus dem **herabschauenden Hund** (8) mit der Einatmung das rechte Bein nach vorn in einen Ausfallschritt setzen. Führen Sie die Arme in einem Halbkreis über den Kopf, bis sich die Handflächen berühren (**Kriegerposition**). Mit der Ausatmung strecken Sie die Arme nach vorne unten, bis die Handflächen Bodenkontakt haben. Gleichzeitig setzen Sie das rechte Bein wieder nach hinten und lassen sich auf die Erde sinken. Dann gehen Sie in die **Kobra** (7), von da wieder in den **herabschauenden Hund** (8). Setzen Sie den linken Fuß nach vorn. Die Arme wieder über den Kopf führen (**Kriegerposition**) und auf gleichem Weg wie zu Beginn zurück über Bauchlage und **Kobra** in den **herabschauenden Hund**. Wie in der Basisübung beenden.

Technik-Tipps
Es ist gerade zu Beginn nicht einfach, eine Bewegung mit einem Atemzug durchzuführen. Nehmen Sie sich Zeit, machen Sie eine Bewegung, machen Sie einen Atemzug dazwischen und fahren Sie dann mit der nächsten Asana fort. Mit der Zeit harmonisieren sich Atem und Bewegung.

2. Übung: Liegestütz

- Trainiert: den ganzen Körper, mit Schwerpunkt auf Brust-, Schulter- und Armmuskulatur
- Dauer: dreimal mindestens 5 Wiederholungen, noch besser: so viel Sie schaffen

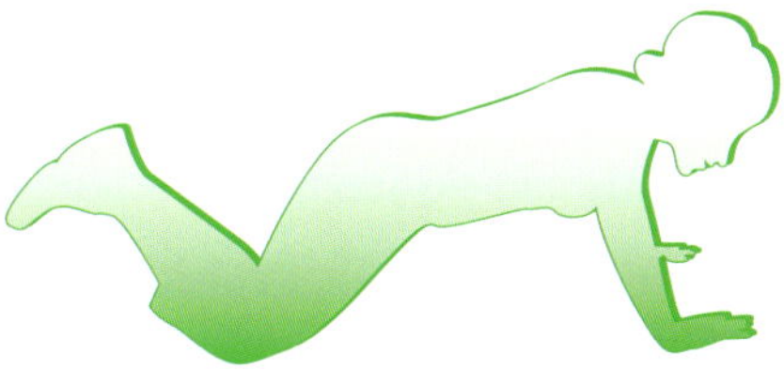

Basisübung (Knieliegestütz)
Ausgangsstellung auf den Knien im Vierfüßlerstand. Ihre Hände befinden sich unter den Schultern, die Knie unter den Hüftgelenken, die Füße sind angehoben. Mit der Einatmung beugen Sie die Arme und nähern Ihr Gesicht dem Boden. Mit der Ausatmung strecken Sie die Arme wieder. Die Knie bilden wie bei einer Wippe den Drehpunkt: Der Oberkörper geht nach unten, die Füße nach oben.

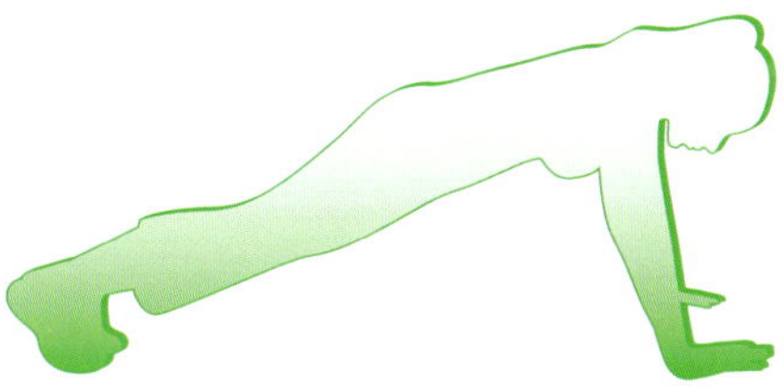

Stufe 2: Normaler Liegestütz
Ausgangsstellung Vierfüßlerstand. Ihre Hände befinden sich unter den Schultern, die Knie unter den Hüftgelenken. Strecken Sie die Beine. Mit der Einatmung beugen Sie die Arme und nähern Ihr Gesicht dem Boden. Mit der Ausatmung strecken Sie die Arme wieder.

Stufe 3:
Liegestütz mit Knieanziehen
Ausführung wie Stufe 2. Jedes Mal, wenn Sie aus dem Liegestütz hochkommen, ziehen Sie ein Bein zum Bauch, strecken es wieder und setzen es ab. Dann folgt der nächste Liegestütz. Danach ziehen Sie das andere Bein zum Bauch und strecken es wieder. Diese Variante kräftigt zusätzlich die Bauch- und Gesäßmuskulatur.

Technik-Tipps
Bauch und Pomuskulatur anspannen, die Schulterblätter in Richtung Po ziehen. Der Körper bildet eine Linie, der Kopf wird in der Verlängerung der Wirbelsäule gehalten. Die Nase zeigt nach unten. Den Po nicht in die Luft schieben, um ein Hohlkreuz zu vermeiden. Gleichmäßig atmen.

3. Übung: Kniebeuge

- Trainiert: Beine, Gesäß
- Dauer: dreimal 20 Wiederholungen

Basisübung
In der Ausgangsstellung stehen die Füße etwa schulterbreit. Bauch und Po sind angespannt. Mit der Einatmung beugen Sie die Beine bis circa 90 Grad, den Po strecken Sie nach hinten unten, als wollten Sie sich hinsetzen. Gleichzeitig strecken Sie die Arme nach vorne oben, bis sie neben dem Kopf sind. Mit der Ausatmung strecken Sie die Beine wieder und führen die Arme parallel zurück zum Körper.

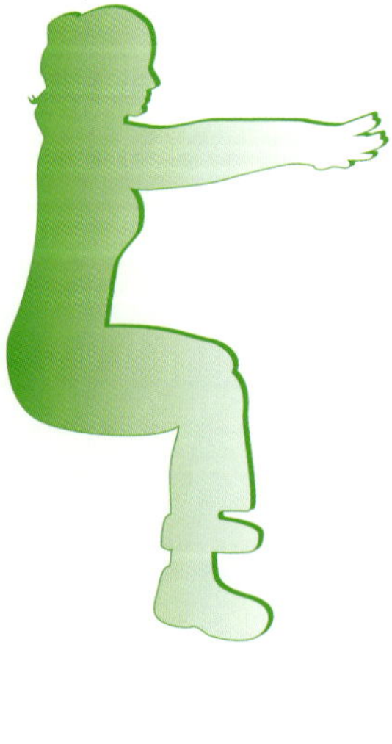

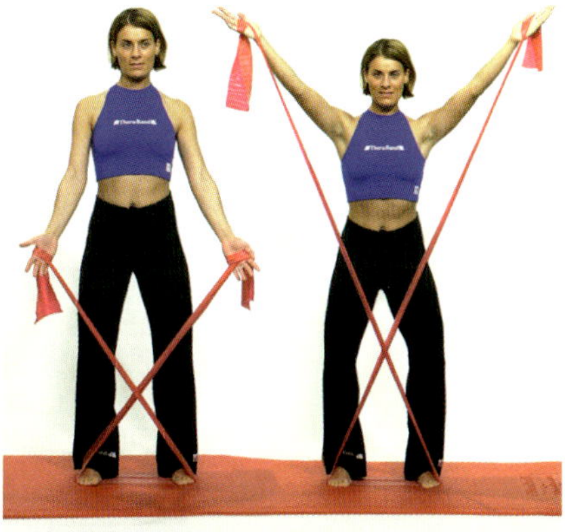

Um die Übung zu intensivieren, stellen Sie sich mit den Füßen auf die Mitte eines Thera-Bandes, umfassen die Enden mit den Händen und strecken beim Beugen der Knie die Arme gegen den Widerstand über den Kopf.

Stufe 2: Einbeinige Kniebeuge

Stellen Sie sich in einen Türrahmen und halten sich links und rechts fest. Winkeln Sie ein Bein an und halten es in der Luft. Spannen Sie Bauch und Gesäßmuskulatur an und beugen das Standbein wie in der Basisübung.

Stufe 3: Statische Kniebeuge

Lehnen Sie sich mit gebeugten Knien (90 Grad) mit dem Rücken an eine Wand. Die Knie sind gebeugt, der Po ist in der Luft (als würden Sie auf einem imaginärem Stuhl sitzen) und angespannt. Halten Sie diese Position für 10 Sekunden.

Technik-Tipps

Den Kopf immer oben halten. Der Blick geht circa zwei Meter nach vorne/unten, die Knie sollten in der Endposition nicht über die Zehen hinausragen. Stellen Sie sich vor, Sie setzen sich hin, die Knie bleiben parallel. Stellen Sie sich zudem vor, Sie haben einen Ball zwischen den Knien, bzw. klemmen Sie sich einen Ball zwischen die Knie. Das kräftigt Ihre Innenschenkel. Spannen Sie beim Aufrichten bewusst den Po an und halten Sie mit den Fersen immer Bodenkontakt.

4. Übung: Standwaage

- Trainiert: Balance, Koordination und ist eine Ganzkörperübung mit Betonung auf die gesamte rückwärtige Muskulatur
- Dauer: dreimal 5–10 Wiederholungen pro Seite

Basisübung

Stehen Sie auf einem Bein. Verlagern Sie Ihren Körper aus dem einbeinigen Stand allmählich in die Horizontale (Standwaage) und strecken Sie gleichzeitig das freie Bein als Gegengewicht nach hinten. Beugen Sie das Standbein leicht und strecken Sie das andere Bein in Verlängerung des Oberkörpers. Strecken Sie die Arme zur Unterstützung der Balance auf Kopfhöhe nach vorne oder seitlich vom Körper weg. Ihre Blickrichtung geht stets zum Boden.

Stufe 2: Standwaage Barfuß

Ausführung wie die Basisübung, nur barfuß. Das fördert die Fußmuskulatur.

Stufe 3: Standwaage auf mobiler Unterlage

Ausführung wie die Basisübung, nur auf einem zusammengefalteten Handtuch als Unterlage. Das fördert zusätzlich die Balance und Koordination. Der Schwierigkeitsgrad wird noch erhöht, wenn Sie die Übung barfuß ausführen.

Technik-Tipps

Verteilen Sie das Gewicht gleichmäßig auf dem Fuß. Spannen Sie den Bauch immer an, die Stabilität kommt aus der Mitte. Wenn Sie die Standwaage halten, suchen Sie sich mit den Augen einen Fixpunkt, so lässt sich die Balance besser halten. Verdrehen Sie Ihr Becken nicht, sondern halten Sie es parallel zum Boden.

5. Übung: Crunches

- Trainiert: Bauch
- Dauer: dreimal 20 Wiederholungen

Basisübung

Legen Sie sich auf den Rücken und winkeln Sie Ihre Beine an, so dass die Knie zum Himmel zeigen. Drücken Sie den unteren Rücken bewusst auf die

Unterlage und legen Sie die Hände mit den Fingerspitzen locker am Hinterkopf an. Rollen Sie den Oberkörper mit der Ausatmung langsam auf, bis die Schulterblätter den Boden nicht mehr berühren. Mit der Einatmung gehen Sie langsam wieder zurück – bis kurz über den Boden. Legen Sie den Oberkörper nicht vollständig ab, so halten Sie die Grundspannung und die Übung ist effektiver.

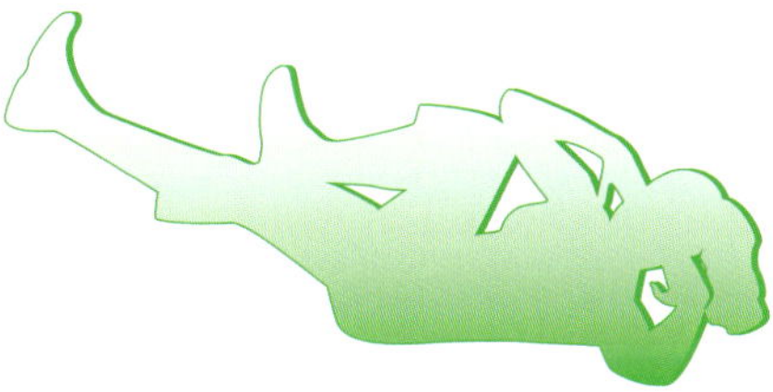

Stufe 2: Käfer-Crunches

Legen Sie sich auf den Rücken und verschränken Sie beide Füße übereinander, den unteren Rücken fest an den Boden gedrückt. Die Hände sind im Kopf, die Ellenbogen zeigen nach außen. Heben Sie den Oberkörper leicht ab und drehen ihn so, dass Sie den linken Arm zum rechten Knie führen und ziehen Sie gleichzeitig das rechte Knie in Richtung linker Ellbogen. Dann den rechten Arm zum linken Knie und so weiter. Atmen Sie gleichmäßig, halten Sie nicht die Luft an. Wenn Sie die Übung intensiver gestalten möchten, strecken Sie Arme und Beine, so dass Sie mit den linken Fingerspitzen den rechten Fuß berühren, während Sie den rechten Arm nach hinten wegstrecken und das linke Bein gerade wegstrecken.

Stufe 3: Fingerspitze zu Zehe

- Dreimal 5–8 Wiederholungen pro Seite.

Legen Sie sich in Rückenlage und strecken Sie die Beine gerade zum Himmel. Heben Sie den Oberkörper leicht an und versuchen Sie abwechselnd mit den linken Fingerspitzen die rechten Zehen zu berühren, dann mit den rechten Fingerspitzen die linken Zehen. Halten Sie den Kopf in Verlängerung der Wirbelsäule und atmen Sie gleichmäßig weiter.

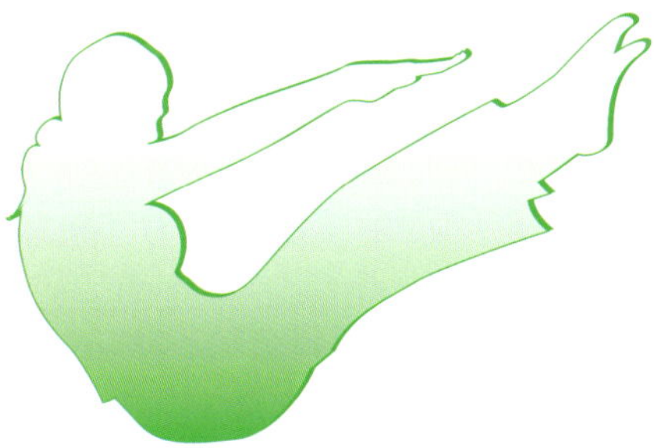

Technik-Tipps
Wenn es Ihnen schwer fällt den Kopf gerade zu halten, klemmen Sie sich einen Tennisball oder ein paar zusammengerollte Socken unter das Kinn. Das kräftigt gleichzeitig die Halsmuskulatur, fördert eine aufrechte Kopfhaltung und hilft, Verspannungen im Nacken zu vermeiden. Achten Sie bei den Crunches darauf, dass Ihre Ellenbogen nach außen, nicht nach vorne zeigen.

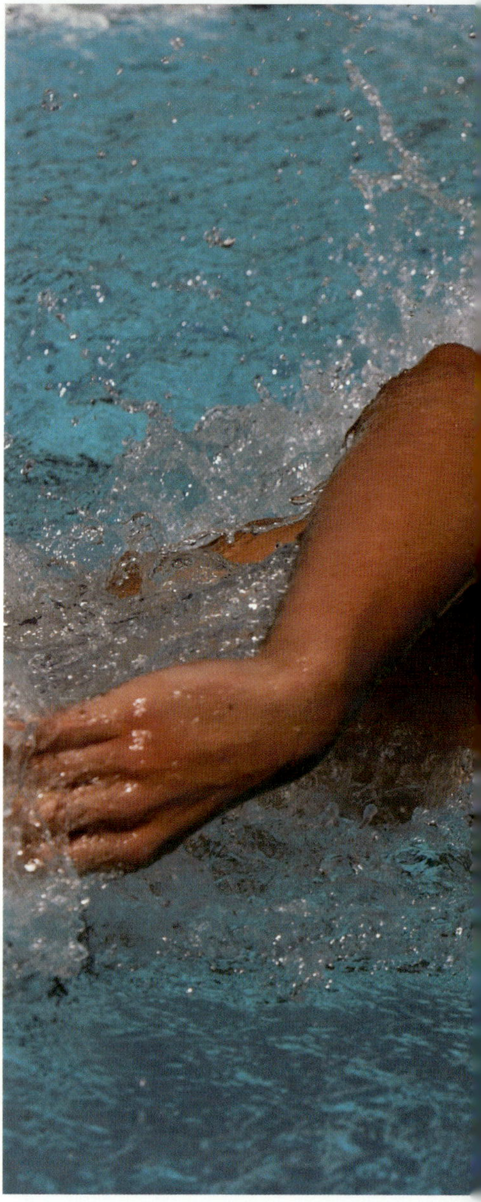

Gestalten Sie Ihr Sportprogramm möglichst abwechslungsreich, um für alle Muskelgruppen ständig neue Reize zu setzen. Sehr gut ist eine Trainingshäufigkeit von zwei- bis dreimal pro Woche. Gönnen Sie sich einen Regenerationstag zwischen den Trainingstagen.

Weitere Anregungen und einen Bodyshaping-Trainingsplan mit dem Theraband können Sie sich kostenlos auf www.amapur.de herunterladen.

Trinken Sie während und nach dem Training ausreichend kalorienfreie Getränke.

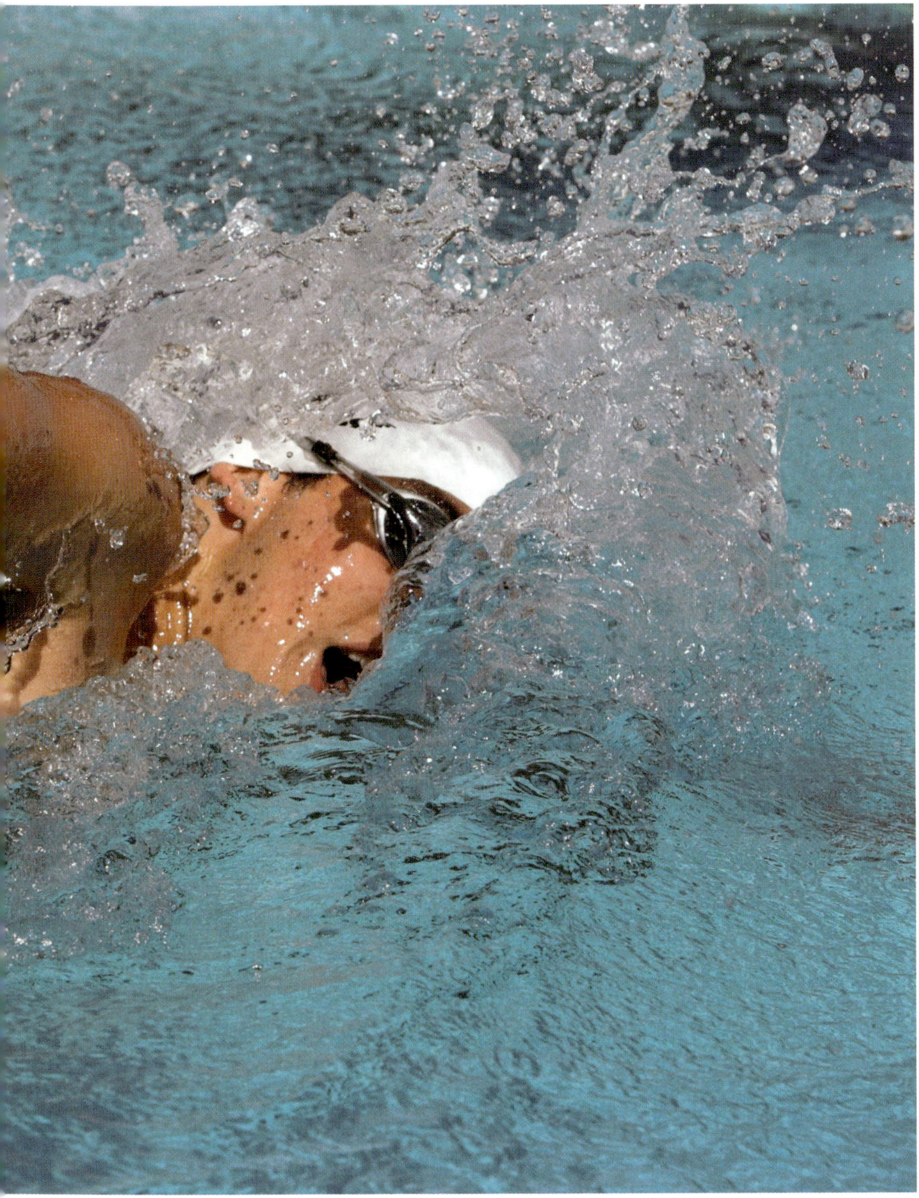

Autoreninfo

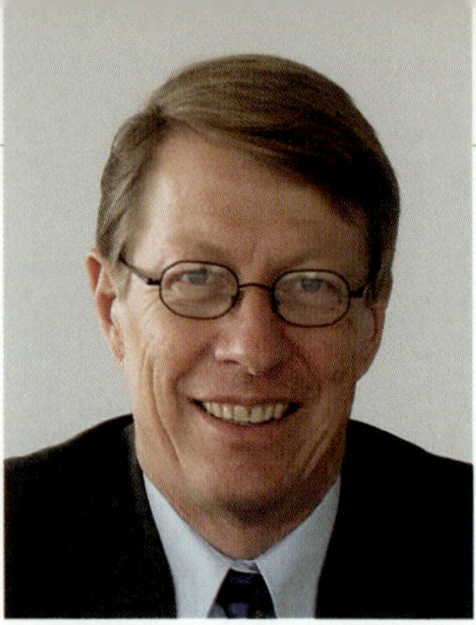

Dr. Roland Ballier, nach dem Studium der Elektrotechnik in Stuttgart und München (Abschluss Dipl-Ing.) Medizinstudium in Freiburg und Tübingen. Klinische Ausbildung in Innerer Medizin, Chirurgie, Radiologie unter anderem in der Universität Tübingen. Seit 1972 bis heute in der Notfallmedizin aktiv. 1985 Aufbau eines Institutes für Präventiv- und Arbeitsmedizin, seither leitender Arzt der Fachklinik Berlingen, Bodensee (CH). Diverse Veröffentlichungen zu gesundheitspolitischen Themen, regelmäßige Referate über komplementär- und präventivmedizinische Fachthemen, insbesondere orthomolekulare Medizin und Anti-Aging-Medizin. Mitglied zahlreicher Fachgesellschaften (ESAAM, SGAM), Präsident der Swiss Society of Anti-Aging Medicine and Prevention.

Themenschwerpunkte im Buch: Medizinischer Hintergrund amapur Stundendiät

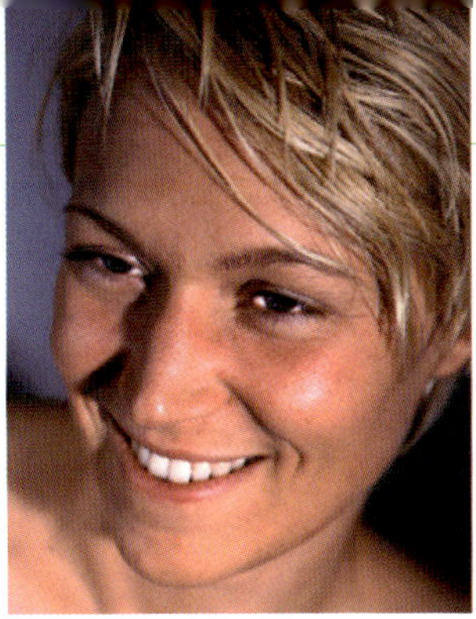

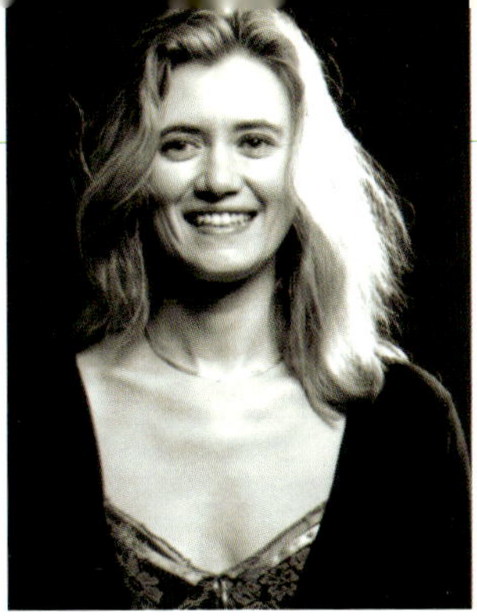

Alexandra Huschke ist staatlich anerkannte Physiotherapeutin, Kinesiotape-Therapeutin, Fitnesstrainerin und zertifizierte Nordic Walking Ausbilderin. Sie ist seit Jahren als Personal Trainerin in Berlin selbstständig mit Fokus auf Company Health Management, Fitnesstraining, Krafttraining, Laufen/Walking, Wirbelsäulen-Gymnastik, Power Yoga und Nordic-Walking. Zudem ist sie Mitglied im Bundesverband Deutscher Personal Trainer (BDPT) e.V. und unterstützt zahlreiche Magazine mit Profi-Tipps (freundin, Men's Health, Tagesspiegel).

Themenschwerpunkte im Buch: Sport und Bewegung

Susanne Illini, Diplom-Oecotrophologin und als Wissenschaftsredakteurin beim aid infodienst (Grundlagen der Ernährung, Ernährungsbildung) tätig. Susanne Illini erstellt zahlreiche Medien für Verbraucher, Kinder, Lehrer und Multiplikatoren. Daneben ist sie freiberuflich als Autorin und Food-Journalistin aktiv, hält Vorträge und führt Schulungen durch.

Themenschwerpunkte im Buch: Ernährungsregeln

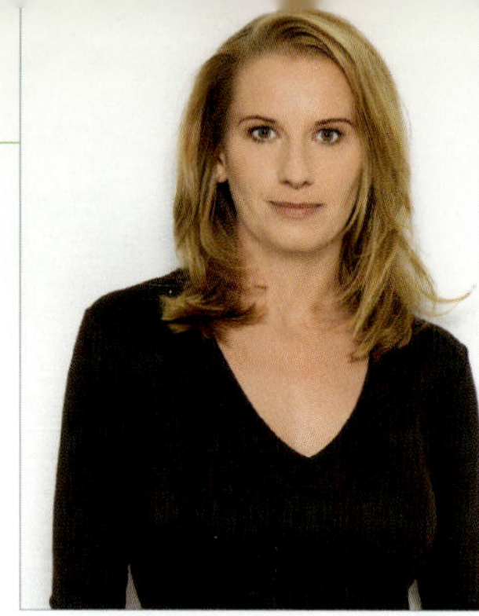

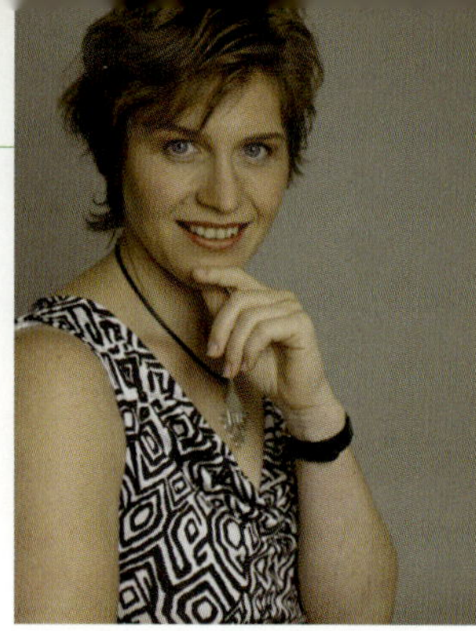

Peggy Reichelt schloss 1997 ihr Studium als Diplom-Ingenieur mit Prädikat ab. Nach ersten beruflichen Erfahrungen im Marketing absolvierte sie im Jahr 2000 ein Aufbaustudium an der University of California in Berkeley (USA). Dort erwachte ihr Interesse an Gesundheits- und Ernährungsthemen, das sie in den Folgejahren vertiefte. Zum Beruf wurde diese Passion, als sie nach ihrem MBA-Studium an der Hochschule St. Gallen (Schweiz) ein alteingesessenes Schweizer Unternehmen kennen lernte, das seit Jahrzehnten auf höchstem Niveau Gesundheitsprodukte herstellt. Für amapur wurden die Ernährungsprodukte weiterentwickelt. Als erster Anbieter brachte amapur 2004 eine spezielle Männerdiät auf den Markt. Peggy Reichelt engagiert sich als Ernährungsexpertin auf Seminaren und Vorträgen und ist Fachbuchautorin („Das Atkins-Risiko", www.atkins-risiko.de).

Themenschwerpunkte im Buch: Lifestyle, Alltagstipps & Rezepte

Susanne Wendel ist Diplom-Oecotrophologin und gefragte Autorin, Referentin, Trainerin und Moderatorin, wenn es um Experten-Know-How im Bereich Ernährung und Gesundheit geht. Ihr Spezialgebiet ist der Einfluss des Essens auf Fitness, Wohlbefinden und Ausstrahlung, weiterhin psychologische Aspekte des Essens und das Thema Abnehmen. Susanne Wendel begeistert Mitarbeiter und Führungskräfte von Unternehmen ebenso wie Multiplikatoren in der Gesundheitsbranche mit ihren unterhaltsamen und innovativen Vorträgen. Bekannt geworden ist sie unter anderem durch ihre Auftritte in Fernsehmagazinen, Gesundheitssendungen und diversen Zeitschriften, wo sie regelmäßig Tipps zu gesunder Ernährung gibt.

Themenschwerpunkte im Buch: Abnehmen und Lebensstil, Expertin Essen unterwegs

Glossar

Bauchfett: Ist im Gegensatz zum subkutanen (unter der Haut liegenden) Fett ein sehr aktives Gewebe, das verschiedene Substanzen produziert, die den Stoffwechsel ungünstig beeinflussen.

Blutzuckerspiegel: Menge an gelöster Glukose im Blut. Der Körper ist bestrebt, diese Menge immer möglichst konstant zu halten. Niedrigere Spiegel (Unterzucker) führen zu Müdigkeit, Heißhunger und Konzentrationsschwäche. Vor allem das Gehirn ist auf eine ständige Zufuhr von Glukose angewiesen. Höhere Blutzuckerspiegel führen dauerhaft zu schweren Nerven- und Gefäßschäden.

Energiedichte: Zeigt an, wie viele Kalorien pro Gewichtseinheit ein Lebensmittel hat. Wird in Kilokalorien pro Gramm angegeben. Eine günstige Energiedichte liegt unter 110 Kilokalorien pro 100 Gramm.

Entgiftung: Durch jahrelange ungesunde Ernährung und Umwelteinflüsse können im Körper Giftstoffe, beispielsweise Schwermetalle, eingelagert werden. Diese sind häufig fettlöslich und werden im Fettgewebe gespeichert. Beim Abnehmen bzw. Fettabbau werden sie freigesetzt und in der Leber abgebaut. Wasserlösliche Giftstoffe werden über die Nieren ausgeschieden.

Fettverbrennung: Wenn der Körper mehr Energie verbraucht als er durch die Nahrung bekommt, zehrt er von den eigenen Vorräten, den Fettreserven. Das Körperfett wird chemisch gesehen unter Zufuhr von Sauerstoff (Atmung) verbrannt. Bei dieser Verbrennung entsteht Energie, die beispielsweise für Bewegung genutzt werden kann.

Glykämischer Index: Bezeichnet den Anstieg des Blutzuckers nach Essen eines Lebensmittels. Er ist umso höher, je schneller die Kohlenhydrate verdaut werden und als Glukose im Blut erscheinen.

Grundumsatz: Energieverbrauch in Ruhe, beispielsweise für Atmung, Herzschlag, Körpertemperatur und Gehirnfunktion.

Grundumsatz (GU) Berechnung

Die Formel für die Berechnung des GU ist für Männer und Frauen unterschiedlich.

Altersklasse	GU der Frau in kcal/Tag	GU des Mannes in kcal/Tag
10–18 Jahre	(kg x 0,056 + 2,898) x 239	(kg x 0,074 + 2,754) x 239
19–30 Jahre	(kg x 0,062 + 2,036) x 239	(kg x 0,063 + 2,896) x 239
31–60 Jahre	(kg x 0,034 + 3,538) x 239	(kg x 0,048 + 3,653) x 239
Über 60 Jahre	(kg x 0,038 + 2,755) x 239	(kg x 0,049 + 2,459) x 239

Um den Gesamttageskalorienbedarf zu berechnen, wird der errechnete Grundumsatz anschließend mit dem PAL Faktor (Physical Activity Level) multipliziert.

Körperliche Belastung	PAL-Wert
ausschließlich sitzende oder liegende Tätigkeit, z. B. alte, gebrechliche Menschen	1,2
ausschließlich sitzende Tätigkeit mit wenig oder keiner anstrengenden Aktivität in der Freizeit, z. B. Büroangestellte, Feinmechaniker	1,4–1,5
sitzende Tätigkeit, zeitweilig gehende oder stehende Tätigkeit, z. B. Studierende, Fließbandarbeiter, Laboranten, Kraftfahrer	1,6–1,7
überwiegend gehende oder stehende Tätigkeit, z. B. Verkäufer, Kellner, Handwerker, Mechaniker, Hausfrauen	1,8–1,9
körperlich anstrengende berufliche Arbeit, z. B. Bauarbeiter, Landwirte, Bergarbeiter, Leistungssportler	2,0–2,4

Ein Beispiel: Eine 30-jährige Büroangestellte wiegt 65 kg. Sie arbeitet ausschließlich am Schreibtisch (PAL Arbeit = 1,4) und bewegt sich auch in ihrer Freizeit wenig. Ihr täglicher Kalorienbedarf liegt bei circa 2004 Kilokalorien.

Quelle: Taschenatlas Ernährung, Thieme, 2004

Insulin: Körpereigenes Hormon, zuständig unter anderem für die Einlagerung von Nährstoffen und den Aufbau von Körpersubstanz.

Leistungsumsatz: Energieverbrauch durch Bewegung bzw. Muskeltätigkeit.

Medizinische Kontraindikationen der Phase I der Stundendiät

Für folgende Personen ist die Anwendung der Phase 1 der amapur Stundendiät nicht oder nur unter ärztlicher Aufsicht geeignet:

- **Schwangerschaft/Stillzeit:** Während Schwangerschaft und Stillzeit sollten Sie grundsätzlich keine Diät – also auch nicht amapur – durchführen. Danach ist amapur ein idealer Weg, um gesund zu Ihrem ursprünglichen Gewicht zurückzukehren.
- **Diabetiker:** Die amapur-Produkte beeinflussen erheblich den Zuckerhaushalt. Diabetiker dürfen amapur nur unter ärztlicher Aufsicht einnehmen, da die Menge der oralen Anti-Diabetika (Typ II Diabetes) bzw. die Insulin-Zufuhr (Typ I Diabetes) angepasst werden muss.
- **Zöliakie (Glutenallergie):** Die meisten amapur-Produkte enthalten glutenhaltige Inhaltsstoffe. Die Durchführung von amapur bei Zöliakie ist deshalb grundsätzlich nicht ratsam.
- **Immunhemmende Medikamente:** Wenn Sie immunhemmende Medikamente einnehmen, sollten Sie grundsätzlich keine Diät ohne ärztliche Aufsicht durchführen. Bitte konsultieren Sie Ihren Arzt.
- **Bluthochdruck:** amapur wirkt optimierend bei erhöhten Blutdruckwerten. Wenn Sie blutdrucksenkende Medikamente nehmen, sprechen Sie bitte vor der Durchführung von amapur mit Ihrem Arzt, um Ihre Medikamente mit ihm gemeinsam anzupassen.

Rat & Tat

Lesetipps

- **Susanne Wendel:**
  RICHTIG ESSEN IM JOB.
  Südwest Verlag, München, 2005
  Praktische Tipps fürs Essen im Job und unterwegs.

- **Claudia Hautkappe, Susanne Wendel:**
  AHA! MACHT SCHLANK.
  Gräfe & Unzer Verlag, München 2008
  33 Einsichten, mit denen jeder abnimmt. Witzige und einprägsame Tipps fürs schlank werden und bleiben.

- **Peggy Reichelt:**
  DAS ATKINS-RISIKO.
  Die wackelige Wissenschaft hinter Low-Carb-Diäten. Books on Demand, 2005
  Erklärt, warum einseitige Diäten für den Körper nicht optimal sind.

Internet

- **www.amapur.de**: amapur Ernährungsprodukte bestellen sowie zahlreiche Tipps zu gesunder Ernährung und Bewegung

- **www.amapurblog.de**: täglich interessante News zu gesunder Ernährung

- **www.huschke-personal-training.de**: Personal Training, Alexandra Huschke

- **www.seitenbacher.de**: Müslis ohne Zusatzstoffe

- **www.frosta.de**: Tiefkühlgerichte ohne Zusatz- und Konservierungsstoffe

- **www.aid.de**: Medien und Spiele rund um Ernährung

- **www.was-wir-essen.de**: Infoportal rund ums gesunde Essen

- **www.forum-trinkwasser.de**: Informationen zum gesunden Trinkverhalten

Quellen

- Umfrageergebnisse S. 13
  Quelle der Umfragergebnisse: Food Standards Agency, September 2007, 2.094 Befragte und SPAD, Survey on European Consumers' Perception of foodstuffs labelling, ANNEX GERMANY, September 2005, 600 Befragte

- Bauchfett, S. 21
  "Body fat distribution in white and black women: different patterns of intraabdominal and subcutaneous abdominal adipose tissue utilization with weight loss", Am. J. Clinical Nutrition, Nov 2001; 74: 631–636

- Kochen Sie Vitamine schonend, S. 80
  Barbara Kaiser, Mathilde Kersting: Frühstücksverzehr und kognitive Leistungsfähigkeit von Kindern – eine Auswertung von Literaturbefunden. aid infodienst, Ernährung im Fokus 01/01

- Sitzen macht dick, S. 86
  „Role of Low Energy Expenditure and Sitting in Obesity, Metabolic Syndrome, Type 2 Diabetes, and Cardiovascular Disease", Diabetes 56:2655-2667, 2007

Über amapur

Zur Firma

amapur steht für Qualität und nachhaltige stoffwechselregulierende Gewichtsreduktion. Wir lehnen einseitige Diäten, Radikalkuren und medikamentöse Appetithemmer ab und möchten unseren Kunden auf gesundem Weg zu Vitalität und Leistungsfähigkeit verhelfen.

Zu den Produkten

Schweizer Qualität, jahrzehntelange klinische Produktentwicklung und natürliche Inhaltsstoffe garantieren gesunde, nachhaltige Gewichtsreduktion durch die amapur Stundendiät. Besonders Singles und beruflich engagierte Menschen schwören auf die erste Stundendiät mit Vollkosternährung. Fertig zubereitete Snacks, Suppen, Frappés, Kekse und Müslis, im stündlichen Rhythmus verzehrt, machen gesund schlank. Neben der Gewichtsregulierung sind auch die direkte Wirkung auf Blutdruck und Blutfettstatus nachweisbar. Das amapur-Ernährungskonzept ist Anti-Aging in höchster Qualität.

Eine Reihe hochwertiger Nahrungsmittel und Nahrungsergänzungen runden das Produktprogramm ab und helfen Ihnen einen gesunden Lebensstil beizubehalten.

amapur-Produkte bestellen

Sie können alle amapur-Produkte einfach im Internet unter **www.amapur.de** oder telefonisch unter **030 / 34 74 50 00** bestellen. Gern stehen wir Ihnen auch für alle weiteren Fragen zur Verfügung.